COSMETOLOGÍA

ESTÁNDAR
DE MILADY

SERVICIOS DE COLORACIÓN Y TEXTURIZADO QUÍMICO DEL CABELLO

COSMETOLOGÍA

ESTÁNDAR
DE MILADY

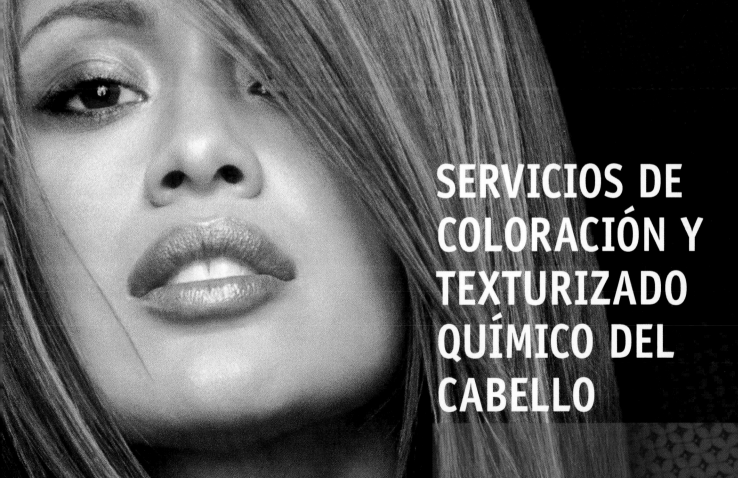

SERVICIOS DE
COLORACIÓN Y
TEXTURIZADO
QUÍMICO DEL
CABELLO

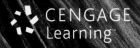
CENGAGE
Learning

Australia   Brasil   Japón   Corea   México   Singapur   España   Reino Unido   Estados Unidos

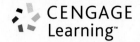

Cosmetología estándar de Milady: Servicios de coloración y texturizado químico del cabello, Primera edición
Milady

Presidenta de Milady: Dawn Gerrain

Editora: Erin O'Connor

Gerente de Productos: Jessica Burns

Asistente Editorial: Maria Hebert

Directora de Relaciones con la Industria de la Belleza:
  Sandra Bruce

Gerente Senior de Marketing: Gerard McAvey

Director de Producción: Wendy Troeger

Gerente Senior de Proyectos de Contenido:
  Nina Tucciarelli

Directora Senior de Arte: Joy Kocsis

Para obtener información sobre los productos, así como para recibir asistencia técnica, póngase en contacto con nosotros por medio del **Servicio al Cliente y Asistencia Profesional, teléfono 1-800-648-7450**

Para obtener la autorización correspondiente para utilizar el material empleado en este texto o producto, envíe todas sus solicitudes en línea a **cengage.com/permissions** También puede solicitar autorización y remitir preguntas por correo electrónico dirigido a **permissionrequest@cengage.com**

Número de Control de la Biblioteca del Congreso: 2009910819

ISBN-13: 978-1-1110-3617-1

ISBN-10: 1-1110-3617-9

**Milady
5 Maxwell Drive
Clifton Park, NY 12065-2919
EE.UU.**

Los productos de Cengage Learning tienen su representante en Canadá que es Nelson Education, Ltd.

Para conocer más recursos de aprendizaje continuo, visite **milady.cengage.com**

Visite el sitio web corporativo en **cengage.com**

Aviso al lector
La editorial no garantiza ni avala ninguno de los productos descritos en el presente, ni realiza análisis alguno en relación con ningún tipo de información sobre los productos contenida en el presente. La editorial no asume ningún tipo de obligación de obtener ni incluir información ajena a la brindada por el fabricante y renuncia expresamente a ella. Se aconseja expresamente al lector tener en cuenta y adoptar todas las medidas de seguridad que se indican en las actividades descritas en el presente y evitar posibles peligros. El lector asume voluntariamente todos los riesgos relacionados con las instrucciones aquí mencionadas. La editorial no ofrece declaraciones ni garantías de ningún tipo, tales como, entre otras, la garantía de que los bienes se adecuan a fines específicos o que son idóneos para la venta. Dichas declaraciones tampoco se infieren respecto del material expuesto en el presente. La editorial no se responsabiliza de dicho material. La editorial no es responsable por daños y perjuicios derivados de circunstancias especiales, indirectos o punitivos, ocasionados, en su totalidad o en parte, por el uso y confianza del lector en el presente material.

Impreso en los Estados Unidos
1 2 3 4 5 XX 14 13 12 11 10

TABLA DE CONTENIDO

PREFACIO

Cosmetología estándar de Milady: Servicios de coloración y texturizado químico para el cabello es un suplemento, encuadernado con espiral a todo color, del libro de texto líder en cosmetología en el mercado *Cosmetología Estándar de Milady*. Este libro ofrece técnicas paso a paso orientadas a ofrecer servicios de coloración y texturizado químico del cabello. Cada técnica cuenta con dos categorías: una descripción general y una aplicación específica. La descripción general consiste en una breve introducción, es decir, un marco de referencia sobre las técnicas que aprenderá. La "aplicación específica" consiste en todos los pasos a seguir de la técnica. Cada paso se explica de manera detallada y viene acompañado de fotografías. Muchas de las técnicas también incluirán una Variante. Cada técnica incluye fotografías que ilustran los largos de cabello, los colores y las texturas distintas para que deje volar su imaginación. Esto le ayudará a considerar diferentes posibilidades para aplicar lo que ha aprendido de numerosas y creativas formas.

CRÉDITOS DE LAS IMÁGENES

Fotografía de Tom Carson, y fotos hermosas cortesía de los siguientes salones de belleza:

- Glynn Jones Salon, Alexandria, VA
- Carmen Carmen Salon & Spa, Charlotte, NC
- Bob Steele Salon, Atlanta, GA
- Steele Salon, Atlanta, GA
- Ladies & Gentlemen Salon & Spa, Mentor, OH
- John Roberts Salon & Spa, Cleveland, OH
- PSC, Chicago, IL
- The Brown Aveda Institute, Mentor, OH
- Ladies & Gentlemen Salon & Spa, Mentor, OH
- Exclusivo de salones de belleza

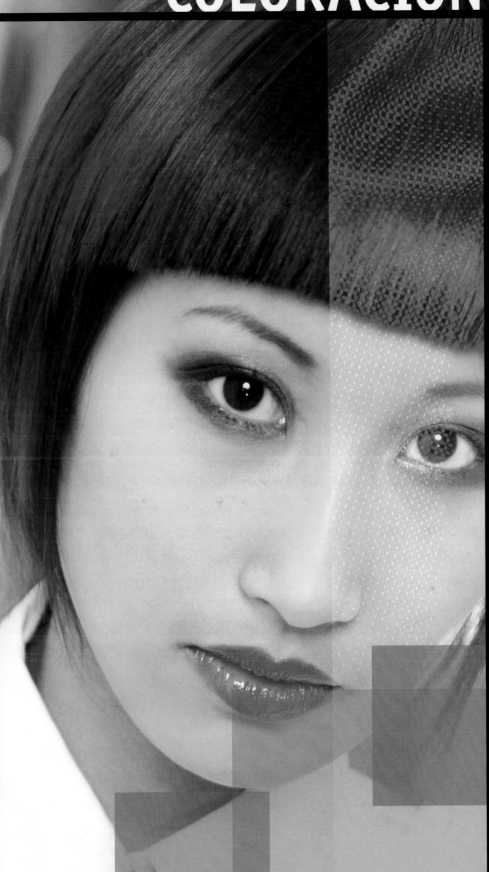

COLORACIÓN

PARTE 1

 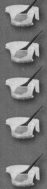
1

DESCRIPCIÓN GENERAL

La parte más importante de la consulta con la clienta es averiguar todo lo que pueda acerca de ella. Anote la información necesaria para tenerla siempre registrada. Al trabajar con productos químicos, como los tintes, debe saber si la clienta es sensible o alérgica a algo. Haga la prueba del parche en una clienta que nunca se ha teñido el cabello para ver si tiene alguna reacción.

APLICACIÓN

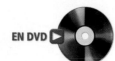 EN DVD ▶

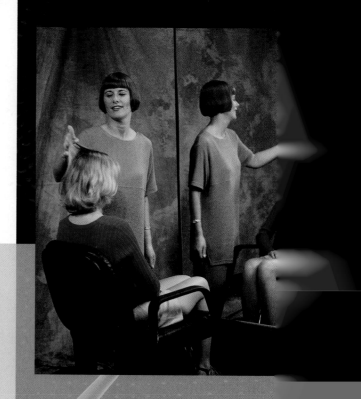

PROCEDIMIENTO

1. Explíquele a la clienta que esta prueba es para ver si es sensible a la coloración.

2. Decida cuál producto es bueno para el servicio de coloración o tinte.

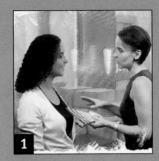 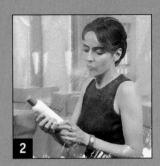

3. Mezcle una cantidad pequeña del producto en un tazón.

4. Aplíquelo en la parte interna del codo de la clienta con un hisopo de algodón.

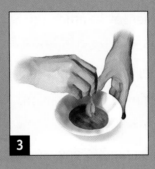 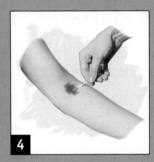

5. Deje que el tinte se seque.

6. Examine los resultados en 24 horas. Si no hay irritación en el área, puede proceder con el servicio.

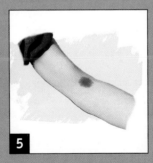 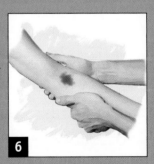

DESCRIPCIÓN GENERAL

Ahora que ya ha aprendido sobre diferentes categorías de productos de coloración, junto con las diferentes características del cabello, está preparado para comenzar la prueba del mechón. Esta es la parte más importante del proceso de coloración del cabello. Aquí se sabe cuál será el resultado de la coloración. La prueba del mechón es especialmente importante en el caso de clientas nuevas o clientas con cabello químicamente tratado.

APLICACIÓN

EN DVD ▶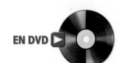

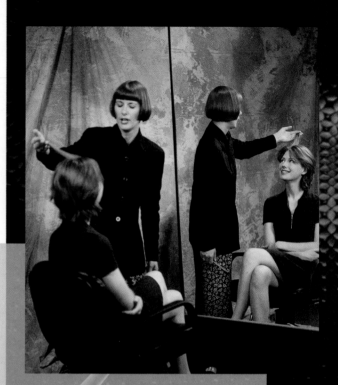

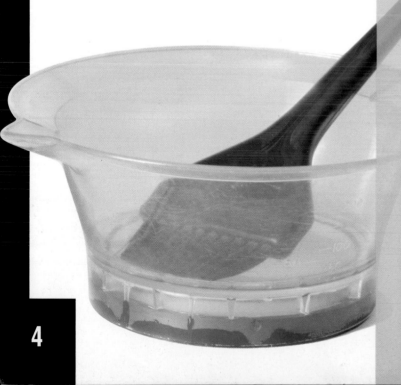

PROCEDIMIENTO

1. Durante la consulta con la clienta, explique por qué es necesaria la prueba del mechón antes de comenzar a trabajar.

2. Determine y mezcle la fórmula.

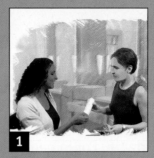 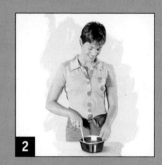

3. Aplique la fórmula en un mechón de cabello en la parte trasera de la cabeza. Envuelva el mechón en papel de aluminio.

4. Ponga el temporizador en 10 minutos.

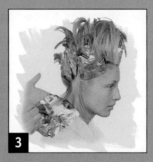 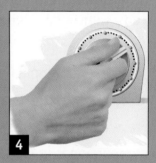

5. Luego del tiempo establecido, enjuague el lugar con una botella de agua y una toalla.

6. Vea el color que se reveló.

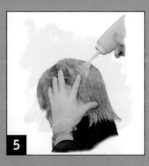 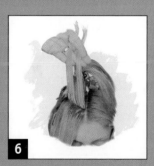

MEZCLA

DESCRIPCIÓN GENERAL

Aprender a mezclar colores para el cabello es una habilidad muy importante. Por lo general se mezclará en proporciones iguales (1:1), o dos a uno (2:1), lo que significa dos partes de revelador y una parte de tinte. (Con frecuencia ésta es una fórmula de aclarado rubio.) La mayoría de estos productos combinan un revelador y un tinte. La mayoría se mezcla en proporciones iguales, aunque no todo. Los aclaradores se mezclan de manera diferente que los productos de coloración. En los pasos a continuación, mezclará combinaciones de diferentes productos.

APLICACIÓN

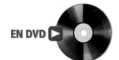

EN DVD ▶

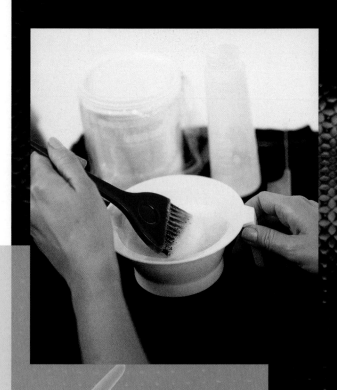

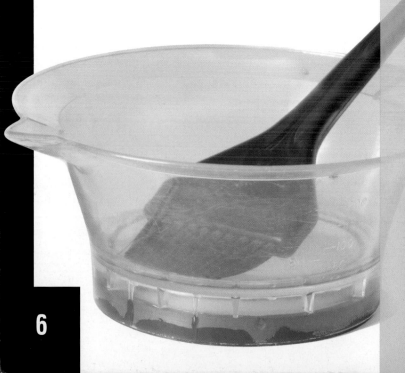

PROCEDIMIENTO

Frasco aplicador (mezcla 1:1)

1. Eche 2 oz. de revelador en el frasco aplicador.

2. Agregue 2 oz. del tinte.

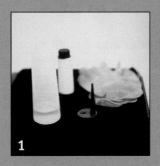 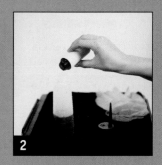

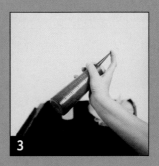

3. Colóquele la tapa al frasco y agítelo suavemente hasta que se mezcle.

Frasco aplicador (mezcla 2:1)

1. En este caso, la mezcla de 2:1 se muestra para una fórmula de aclarado rubio. Eche 4 oz. de revelador en el frasco aplicador.

2. Agregue 2 oz. de tinte en el frasco. Use todo el contenido del tubo de 2 oz. de crema color.

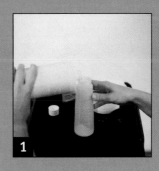 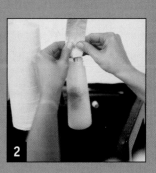

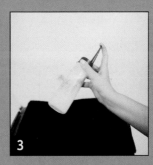

3. Colóquele la tapa al frasco y agítelo suave y concienzudamente.

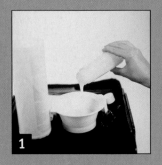
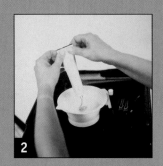

Tazón y brocha (mezcla 1:1)

1. Eche 2 oz. de revelador en un frasco aplicador. Coloque el revelador en el tazón.

2. Saque 2 oz. de tinte en el tazón.

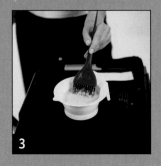

3. Mezcle hasta lograr una consistencia cremosa.

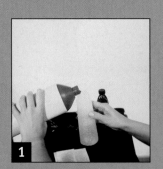
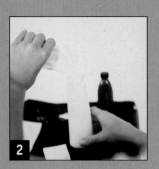

Aclarantes sobre el cuero cabelludo (mezcla 2:1)

1. Eche 4 oz. de revelador de 20 volúmenes en el frasco aplicador.

2. Agregue uno de los tres activadores de aclarado de acuerdo con la cantidad de aclarado deseado. Siga las instrucciones del fabricante.

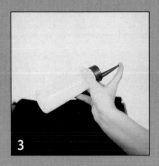
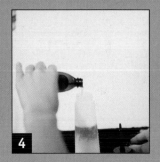

3. Colóquele la tapa al frasco y agítelo suavemente.

4. Agregue 2 oz. de aclarador al frasco.

5. Colóquele la tapa al frasco y agítelo suavemente.

Aclaradores en polvo fuera del cuero cabelludo

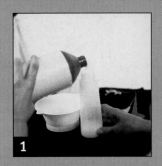 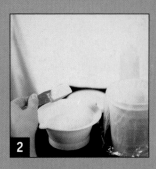

1. Para mezclar aclaradores en polvo fuera del cuero cabelludo, eche 2 ½ oz. de revelador en un tazón que no sea metálico.

2. Agregue 4 cucharadas de aclarador en polvo al tazón.

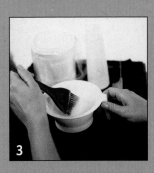

3. Mezcle hasta lograr una consistencia cremosa.

DESCRIPCIÓN GENERAL

El realce del color es una excelente forma de iniciar a la clienta en la coloración. Los realces agregan color y brillo en un paso sencillo a cualquier color de cabello, pero sin aclararlo. Un realce de cabello puede servir como complemento a una amplia gama de tipos de cabello, ya sea rubio, pelirrojo, castaño o negro. Los servicios completos de tinte llevan aproximadamente 20 minutos. En los siguientes pasos realzará el color de un cabello castaño, ya sea texturizado o alaciado.

Dominar las técnicas de realce de color le dará una base sólida para los tintes. Es muy importante aprender a hacer una buena fórmulación y aplicación.

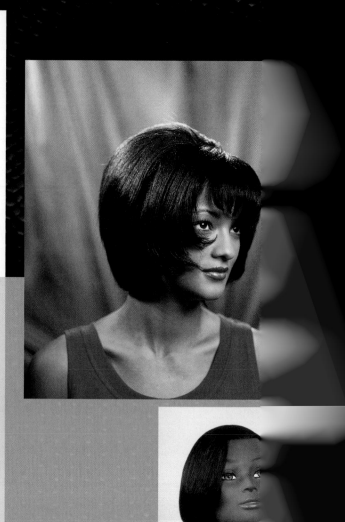

APLICACIÓN

EN DVD ▶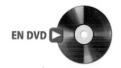

PROCEDIMIENTO

1. Mezcle la fórmula, en proporciones de 1:1 de 2 oz. de Castaño rojizo mediano con 2 oz. de revelador semi permanente. Use guantes al mezclar y aplicar el tinte. Divida el cabello con la punta del frasco aplicador.

2. Divida el cabello en cuatro secciones: desde el centro de la frente hasta la nuca y de oreja a oreja.

3. Comience a aplicar donde se determine que el cabello es más resistente. En este caso, comenzará en la sección delantera derecha. Tome mechones de ½ pulg. y aplique el tinte en la base, trabajando con precisión, esmero y eficiencia. Coloque todas las secciones hacia afuera para permitir la circulación del aire. Pase a la sección izquierda delantera y aplique el color a la base, una vez más tomando mechones de ½ pulg. Continúe hasta haber completado toda la sección.

4. Pase a las secciones traseras de la cabeza utilizando el mismo método. Trabaje con esmero hasta haber terminado la sección.

5. Luego de haber colocado el color en la base en las cuatro secciones, distribúyalo hasta las puntas, asegurándose de que el cabello esté saturado con tinte. Masajee suavemente por todo el cabello. No frote ni trabaje con fuerza. Ponga el temporizador en 20 minutos para dejar actuar el tinte.

6. Antes se veía un tono sin gracia; ahora fíjese cómo el precioso color acentúa este cabello alaciado. Los servicios de alaciado y coloración se pueden realizar el mismo día con éxito utilizando productos para dar realce al color del cabello, pero sin amoníaco.

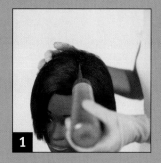
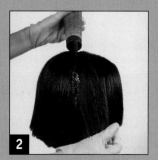
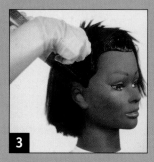
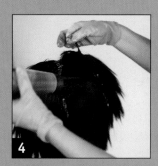
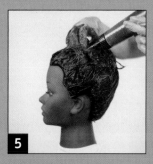
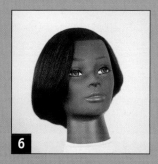

DESCRIPCIÓN GENERAL

En este caso, que son capas suaves texturizadas, se utiliza una fórmula de realce del cabello para darle calidez y dimensión.

APLICACIÓN

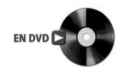 EN DVD ▶

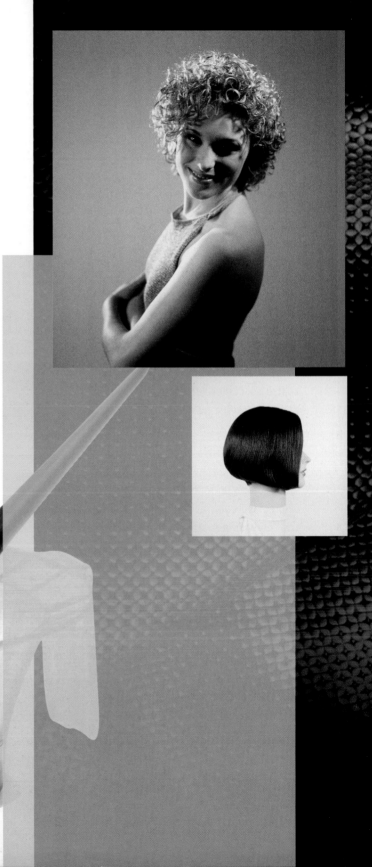

PROCEDIMIENTO

1. Mezcle la fórmula, usando 2 oz. de 6R Rubio rojizo oscuro y 2 oz. de revelador semi permanente. Use guantes al mezclar y aplicar el tinte. Divida el cabello con la punta del frasco aplicador.

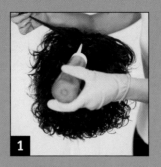

2. Divida el cabello en cuatro secciones, desde el centro de la frente hasta la nuca y de oreja a oreja. Luego de que todas las secciones tengan tinte en la base, distribúyalo hacia abajo hasta las puntas, asegurándose de saturar todo. Masajee el tinte suavemente en el cabello. No frote ni trabaje con fuerza. Ponga el temporizador en 20 minutos para dejar actuar el tinte. Recuerde acortar el tiempo de acción si el cabello es poroso.

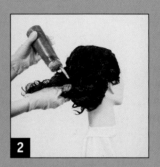

3. El color terminado agrega riqueza y dimensión al cabello texturizado. Los servicios de texturizado y coloración se pueden llevar a cabo el mismo día con productos para realzar el cabello sin amoníaco.

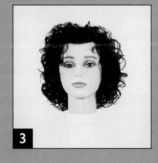

IMAGINACIÓN

La aplicación de esta técnica a diferentes largos, colores y cortes ofrece un sinfín de posibilidades. Deje volar su imaginación.

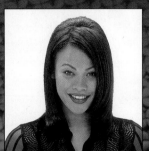
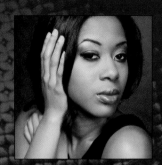
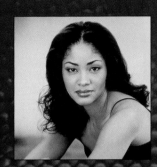

COLORACIÓN PERMANENTE: FASE 1— APLICACIÓN VIRGEN

DESCRIPCIÓN GENERAL

Ahora que ya ha trabajado con productos para realzar el cabello sin amoníaco, es hora de avanzar a la siguiente fase de coloración: la coloración o tinte permanente. Esto puede aclarar el color natural, cambiar el tono y cubrir las canas: las posibilidades son infinitas.

Comenzará la coloración permanente aclarando el pigmento natural. Esto se denomina *aplicación virgen para aclarar*. Es un servicio popular entre las clientas que desean aclarar o cambiar su color actual.

APLICACIÓN

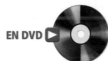 EN DVD ▶

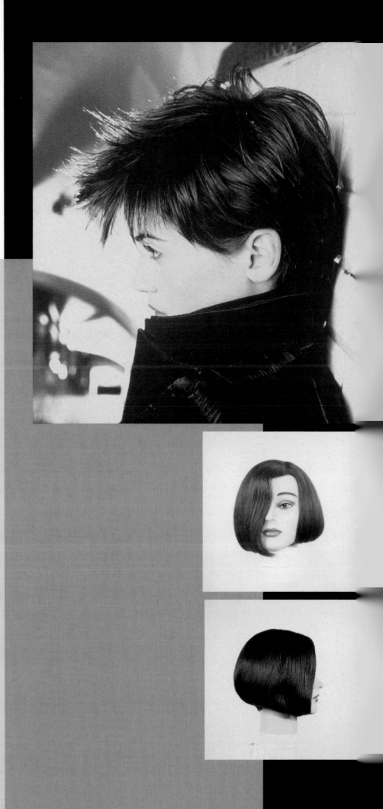

El corte recto con graduación se transformará increíblemente gracias a la aplicación de tinte permanente en todo el cabello. El tinte castaño oscuro se aclarará a un castaño rojizo cálido.

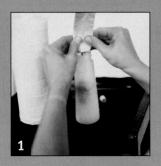
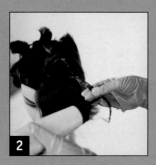
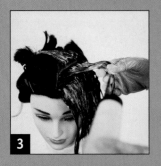
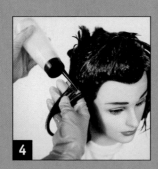

PROCEDIMIENTO

1. Mezcle la fórmula: coloque 4 oz. de revelador de 20 volúmenes primero, luego agregue el color, 20 de 12 Rubio dorado muy claro.

2. Divida el cabello en cuatro secciones: de oreja a oreja y hacia abajo por la parte trasera de la cabeza. Tome una subsección de ½ pulg. comenzando en el área superior de la cabeza y luego aplique el producto a ½ pulg. del cuero cabelludo y distribúyalo hacia abajo hasta las puntas.

3. Trabajando en la sección hacia abajo, aplique el tinte a ½ pulg. del cuero cabelludo. Trabájelo hasta la mitad y luego hacia las puntas.

4. Continúe alrededor de la cabeza con la misma técnica de aplicación. Fíjese cómo la punta del frasco aplicador cumple diversos propósitos ya que separa con cuidado las secciones de ½ pulg., luego aplica el producto y lo extiende a lo largo del cabello.

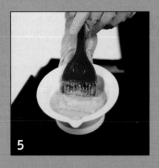
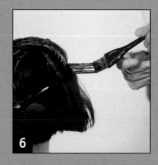

5. Para darle un ejemplo, las imágenes muestran un recipiente y una brocha que se utilizarán para aplicar en el área posterior de la cabeza. Mezcle la fórmula de acuerdo con las instrucciones del fabricante.

6. Aplique el color a la parte trasera de la cabeza tomando subsecciones de ½ pulg. y aplicando a ½ pulg. del cuero cabelludo.

7. Trabaje con precisión y rapidez en cada sección. Use la brocha y los dedos para distribuir la fórmula del tinte en el cabello.

8. A continuación, complete el cuarto cuadrante.

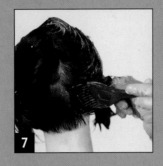 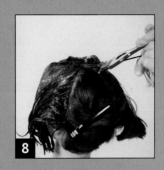

9. Continúe el proceso de aplicación hasta la línea de nacimiento del cabello en la nuca. En caso de que el cabello sea extremadamente corto en esta área, distribuya el tinte cubriendo todo.

10. Ponga el temporizador en 25 minutos.

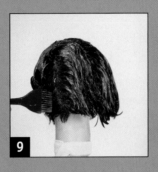 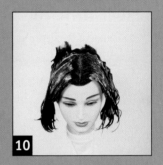

11. Aplique el tinte a la base en las cuatro secciones. Marque primero los cuadrantes.

12. Tome subsecciones de ½ pulg. y trabaje cada una hasta completar toda la cabeza. Trabaje con esmero y eficiencia, colocando tinte en la base y luego distribuyéndolo con la punta del frasco aplicador. Trace cada nueva raya y coloque tinte en la parte superior de la raya como se indica. Asegúrese de aplicar suficiente tinte para saturar el cabello por completo, incluida el área alrededor de la línea de nacimiento del cabello, adelante.

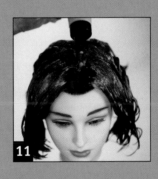 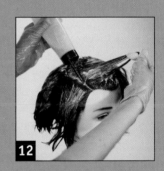

13. Trabaje el interior de los cuadrantes traseros con el método de la brocha que se presentó antes.

14. Ponga el temporizador en 20 minutos adicionales. El tiempo total que debe actuar es de 45 minutos.

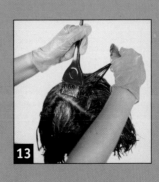 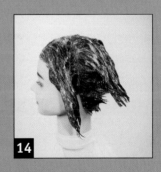

15. Este cambio de coloración permanente aclara el cabello castaño a un castaño más claro con tonos rojizos suaves más cálidos.

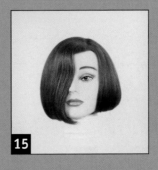

VARIANTE: ÚNICO PROCESO DE APLICACIÓN EN CABELLO PELIRROJO VIRGEN

APLICACIÓN

EN DVD ▶

PROCEDIMIENTO

1. Salude a la clienta presentándose.

2. Converse sobre la coloración que busca. Mezcle 1 oz. 3RV Castaño violáceo y rojizo mediano, 1 oz. Castaño cobrizo y rojizo claro y 2 oz. de revelador de 20 volúmenes.

3. Con la punta de un frasco aplicador, divida el cabello en cuatro secciones.

4. Aplique el tinte a ½ pulg. del cuero cabelludo para marcar las cuatro secciones.

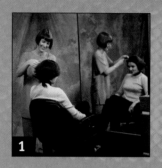
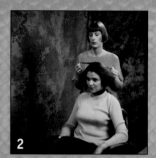
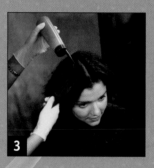
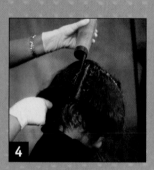
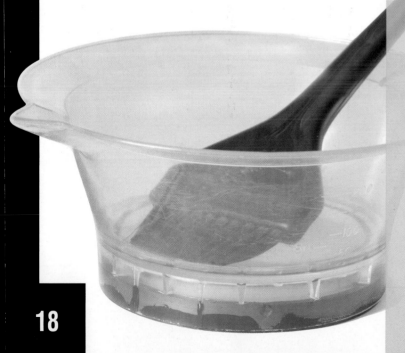

5. Comience en la sección delantera derecha y aplique el tinte a ½ pulg. del cuero cabelludo. Es una buena idea comenzar la aplicación en las secciones delanteras de la cabeza, para obtener máxima cobertura en las áreas delanteras.

6. Tome subsecciones de ½ pulg. y continúe aplicando tinte a ½ pulg. del cuero cabelludo a lo largo del mechón.

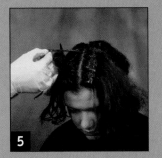
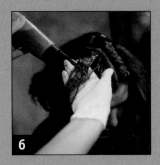

7. Desarrolle un ritmo tal que pueda colocar el producto en la cabeza lo más rápido posible. Sature cuidadosamente cada sección para dar cobertura completa.

8. Continúe alrededor de la cabeza hasta que las cuatro secciones estén completas.

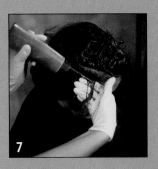
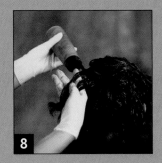

9. Ponga el temporizador en 25 minutos. A continuación, aplique tinte a la base. Trabaje primero alrededor del borde, luego en el interior de cada sección.

10. Continúe aplicando tinte a la base alrededor de toda la cabeza. Distribuya el tinte por todo el cabello y ponga el temporizador en 20 minutos. Enjuague. Lave el cabello con champú y acondicionador. Peine y estilice el cabello.

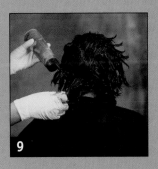
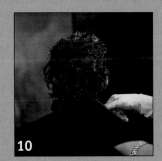

11. Compruebe el tinte, registre la fórmula y recomiende el mantenimiento en el hogar.

12. El look terminado es un rojo vivo muy de moda.

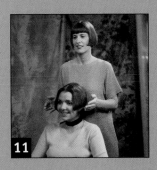
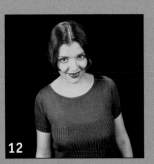

IMAGINACIÓN

La aplicación de esta técnica a diferentes largos, colores y cortes ofrece un sinfín de posibilidades. Deje volar su imaginación.

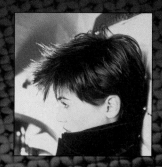
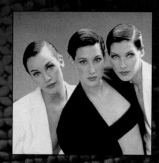
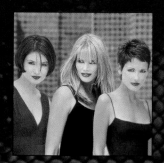
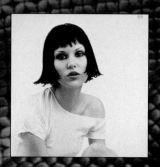
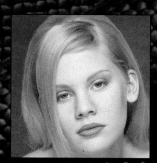
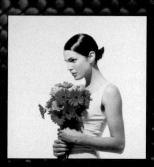

COLORACIÓN DE CABELLO PERMANENTE: FASE 2— PROCESO DE UN SOLO PASO. RETOCAR CON BRILLO

DESCRIPCIÓN GENERAL

Una vez que la clienta se ha teñido, su siguiente visita será para retocarse. Esto significa que utilizará un tinte permanente sólo para aclarar el crecimiento nuevo en el área del cuero cabelludo. Para revitalizar las puntas, preparará un tinte sin amoníaco para dar brillo y color al cabello sin aclararlo. Está demostrado que esta técnica mantiene el cabello en las mejores condiciones con mínimo desteñido ya que no utiliza un tinte permanente, con amoníaco, a lo largo del tallo ni en las puntas.

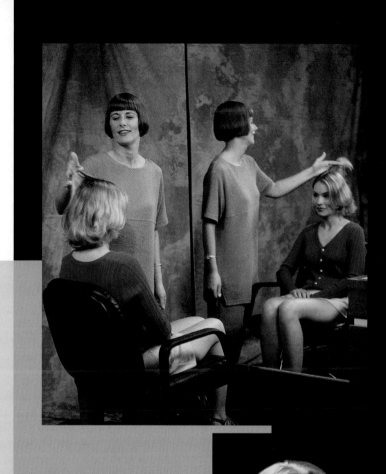

Ya ha aprendido a utilizar tintes sin amoníaco y productos de coloración permanente. Ahora los utilizará en una misma cabeza. Esto se llama retocado con brillo en un solo paso. Es la manera más sofisticada de utilizar tinte permanente. Para hacer un retocado, sólo se aplica tinte permanente al crecimiento nuevo del cabello.

Formule el color según la tabla de tintes. El tinte por lo general debe actuar durante 45 minutos. Después de enjuagar y secar con una toalla, el brillo se aplicará por toda la longitud del cabello.

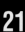

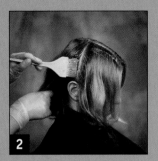

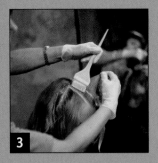

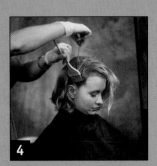

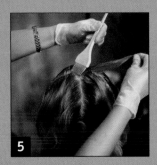

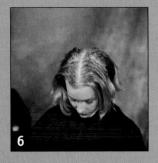

APLICACIÓN EN DVD ▷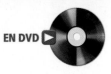

PROCEDIMIENTO

1. Salude a la clienta presentándose. En la consulta, converse sobre la coloración que busca. Mezcle la fórmula. Primero, aplique una fórmula de aclarado rubio en el área a retocar: 2 oz. de 12G Rubio dorado muy claro y 4 oz. de revelador de 40 volúmenes.

2. Con una brocha para aplicar el tinte, comience por delinear las cuatro secciones de nuevo crecimiento. Luego aplique el tinte al área de crecimiento dentro de cada cuadrante.

3. Comenzando por la sección delantera derecha, aplique el tinte con la brocha al crecimiento nuevo en la base.

4. Continúe trabajando hacia abajo del lado derecho, tomando subsecciones de ¼ pulg. y aplicando el tinte al crecimiento nuevo.

5. Continúe alrededor de la cabeza tomando secciones delgadas y uniformes.

6. Complete los cuatro lados. Ponga el temporizador en 45 minutos. Cuando se haya cumplido el tiempo, enjuague el cabello y saque todo el tinte.

7. Mezcle el brillo: 1 ½ oz. de 10RO, Rubio rojizo-anaranjado, ½ oz. 8G, Rubio dorado claro y 2 oz. de revelador semi permanente. Éste es el momento de aplicar el brillo de coloración sin amoníaco. Comience en la línea de nacimiento del cabello, adelante.

8. Aplique el brillo de la base a las puntas, moviéndolo por el cabello con rapidez. Ponga el temporizador en 15 minutos. Enjuague. Lave el cabello con champú y acondicionador.

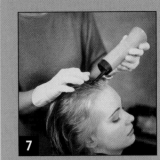 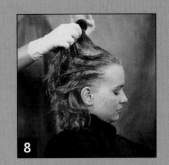

9. Compruebe los resultados del tinte y recomiende el mantenimiento que la clienta debe realizar en su hogar.

10. Aquí está el look terminado: un tinte rubio cálido y claro, uniforme de la raíz a las puntas, con mucho brillo.

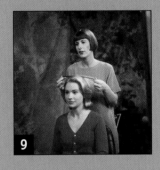 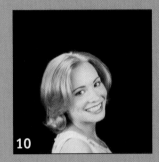

IMAGINACIÓN

La aplicación de esta técnica a diferentes largos, colores y cortes ofrece un sinfín de posibilidades. Deje volar su imaginación.

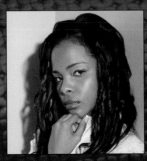 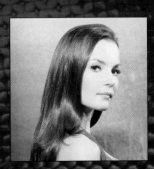

DESCRIPCIÓN GENERAL

Las canas siguen siendo el motivo principal por el que las personas se tiñen el cabello. Para cubrir las canas por completo, lo mejor es una coloración permanente: pero hay diferentes maneras de cambiar las canas para satisfacer al cliente. Comprender la diferencia entre la difuminación y la cobertura completa es esencial para que el cliente quede a gusto. Cuando el cliente ve que han aparecido unas pocas canas, por lo general quiere deshacerse de ellas. Dirá: "¿Puedo probar con un tinte?" o: "¿Puedo hacer que las canas se vean como luces?" En este caso se debe utilizar un tinte sin amoníaco para difuminar las canas. Este tipo de servicio de tinte tiene resultados más brillantes y también se lavará con más facilidad, lo que significa que es menos permanente. Una vez que el cliente empiece a ver más que unas pocas canas, sin embargo, por lo general querrá librarse de ellas por completo. Ahí es donde debe utilizar un tinte permanente para cubrir las canas.

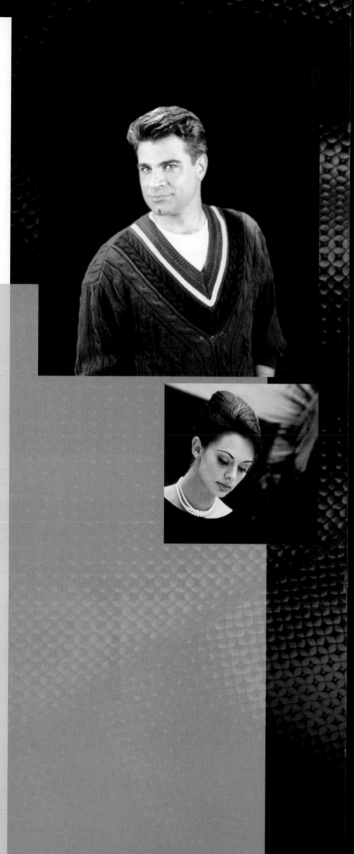

APLICACIÓN EN DVD ▶

PROCEDIMIENTO

1. Preséntese a su cliente. Converse sobre la coloración que busca. La fórmula a utilizar es 1 oz. de Rubio natural oscuro, 1 oz. de Castaño dorado claro y 2 oz. de revelador de 20 volúmenes.

2. Comience la aplicación hacia abajo en la parte delantera central. Aplique el tinte sólo a la base.

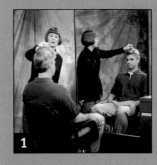
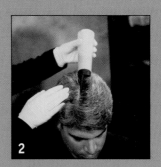

3. Separe subsecciones de ¼ pulg. y aplique el tinte en la base.

4. Continúe alrededor de la cabeza utilizando subsecciones de ¼ pulg.

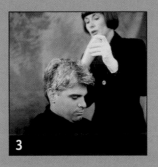
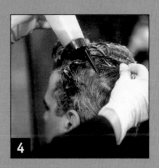

5. Una vez que las cuatro secciones estén completas, distribuya el resto del tinte hasta las puntas. Deje actuar el tinte durante 45 minutos.

6. Anote las fórmulas y recomiende champús y acondicionadores especiales para cabello tratado con tinte. Fíjese cómo una simple fórmula puede hacer que el cliente se vea mucho más juvenil.

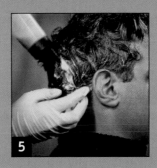
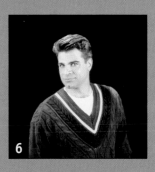

IMAGINACIÓN

La aplicación de esta técnica a diferentes largos, colores y cortes ofrece un sinfín de posibilidades. Deje volar su imaginación.

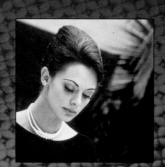

ACLARADO EN DOS PASOS

DESCRIPCIÓN GENERAL

Hay diferentes maneras de aclarar el cabello. Para crear el rubio más claro en toda la cabeza, en especial en clientas que tienen cabello oscuro, lo mejor es un proceso en dos pasos. Esto significa: aclarar el cabello y darle color. En este segmento aprenderá a identificar de qué manera reaccionan los aclaradores en el cabello. Además, una vez que el cabello se ha aclarado, se le debe dar el matiz de color.

En este proceso de aclarado, primero debe quitar el pigmento natural del cabello con un aclarador sobre el cuero cabelludo. Este servicio de coloración del cabello es para la clienta que desea ser lo más rubia posible.

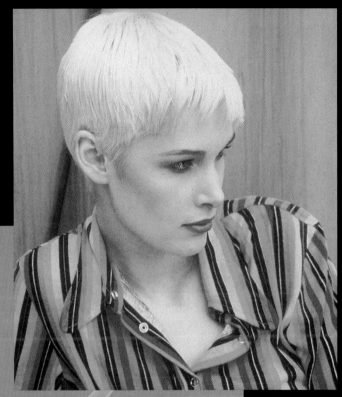

APLICACIÓN

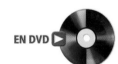
EN DVD

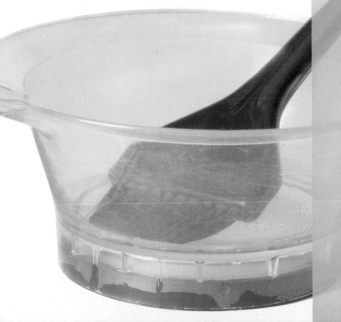

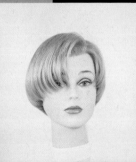

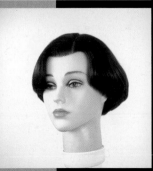

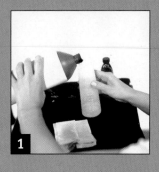

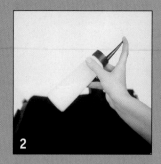

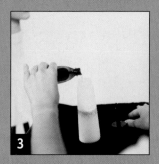

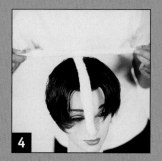

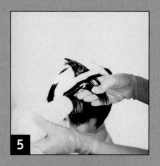

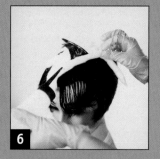

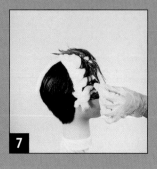

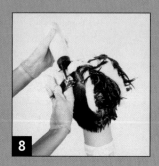

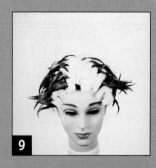

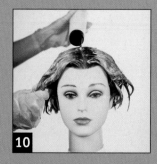

PROCEDIMIENTO

1. Eche 4 oz. de peróxido de 20 volúmenes en una botella. Agregue hasta tres activadores de aclarador, también llamados catalizadores.

2. Agite la botella cuidadosamente hasta que se mezclen.

3. Agregue 2 oz. de aclarador líquido.

4. Coloque algodón en los cuatro cuadrantes para proteger el cuero cabelludo. (Esto puede hacerse o no.)

5. Comenzando por la sección delantera derecha, aplique aclarador a ¼ pulg. del cuero cabelludo. Distribúyalo hacia abajo hasta las puntas con la mano enguantada.

6. Coloque un tira de algodón entre cada sección para que el aclarador no se mezcle con el cabello que se encuentra más cerca del cuero cabelludo.

7. Tome secciones de ¼ pulg. y trabaje hasta que el lado esté completo.

8. En la parte trasera, la técnica de aplicación se mostrará sin tiras de algodón. Continúe con secciones de ¼ pulg. comenzando a ½ pulgada del cuero cabelludo, distribuyendo el aclarador hacia las puntas.

9. Complete las cuatro secciones, y ponga el temporizador en 25 minutos.

10. Luego de transcurridos los 25 minutos, retire el algodón. Comience a aplicar el aclarador al área de la base.

11. Continúe aplicando el aclarador a la base dentro del área interior de todas las secciones.

12. Luego de que todas las secciones estén completas, distribuya el resto del aclarador por el cabello hasta que esté completamente saturado. Ponga el temporizador en 30 minutos.

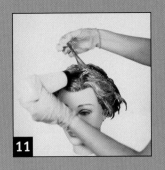
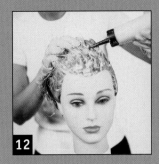

13. Realice una prueba de mechón para verificar el aclarado deseado. Coloque un mechón sobre una toalla blanca, luego rocíe con una botella de agua para retirar el aclarador. Cuando termine, enjuague y lave el cabello con champú. Ahora ya está listo para aplicar el tono.

14. El cabello aclarado debe tratarse con delicadeza. Seque el cabello con una toalla minuciosamente. Tenga delicadeza con el cabello a medida que lo divide en cuatro cuadrantes. Comience a delinear con la mezcla de tono: 2 oz 8N Rubio neutro claro y 2 oz de revelador semi permanente. El cabello recién aclarado es frágil.

15. Comenzando por la parta delantera, aplique el tono a la base.

16. Continúe moviéndose rápidamente alrededor de la cabeza.

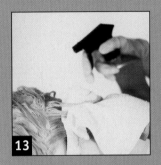
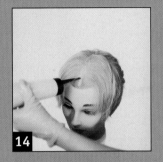
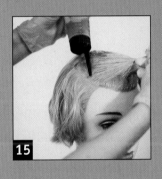
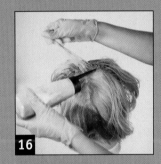

17. Ponga el temporizador en 5 minutos.

18. Después de los cinco minutos, comience a distribuir el resto del tono hacia las puntas.

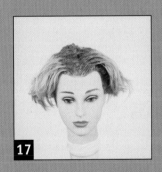
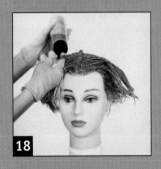

19. Deje que el tono actúe otros cinco a diez minutos. Realice una prueba de mechón para ver si ya tiene el color deseado.

20. ¡Qué transformación y qué dramatismo! Del Nivel 3 (castaño oscuro) a este tono rubio tan bello. Esta es la claridad que puede crear con un aclarado en dos pasos.

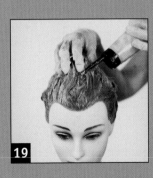
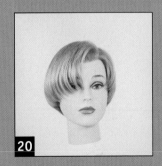

IMAGINACIÓN

La aplicación de esta técnica a diferentes largos, colores y cortes ofrece un sinfín de posibilidades. Deje volar su imaginación.

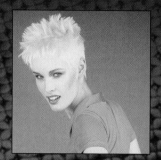
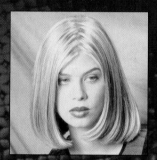
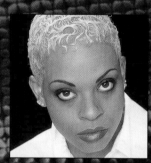
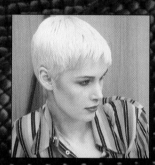

SERVICIOS DE COLORACIÓN DIMENSIONALES

DESCRIPCIÓN GENERAL

Los servicios de coloración dimensionales, más conocidos como luces, son uno de los mercados de coloración que crece más rápidamente. Aquí su creatividad es ilimitada. El papel de aluminio es lo que prefieren los profesionales para crear luces en el cabello. Brinda un impresionante control en la aplicación y crea resultados precisos. Aquí aprenderá algunas de las técnicas más populares actualmente en los salones de belleza. Nos concentraremos en tres métodos diferentes de colocar el papel de aluminio y crear: luces para enmarcar el rostro, luces en tres cuartas partes de la cabeza y luces en toda la cabeza. El proceso de aplicación específico se puede documentar para asegurarse de que puede reproducir el resultado en la próxima visita de la clienta.

LUCES PARA ENMARCAR EL ROSTRO

APLICACIÓN

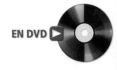 EN DVD

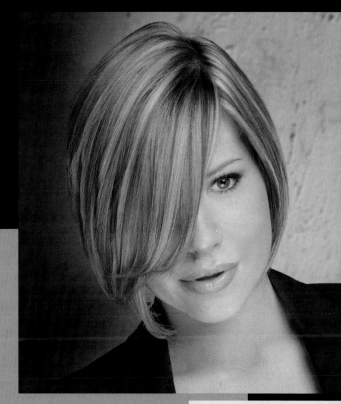

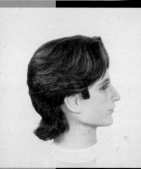

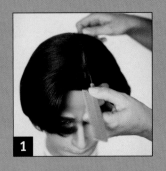
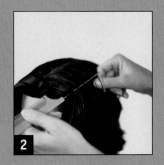
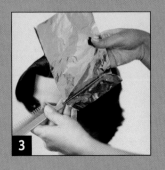
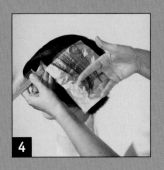
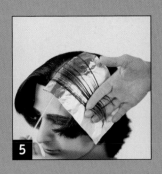
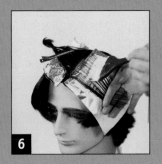
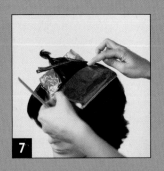
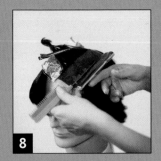

PROCEDIMIENTO

1. Con un peine de cola o de punta de aluminio, separe el cabello de oreja a oreja, con una raya en medio.

2. Comenzando en la parte central, saque un mechón de ⅛ de pulgadas con la cola del peine.

3. Mientras sostiene el mechón, ponga un pedazo de papel de aluminio. Ponga la cola del peine debajo del papel de aluminio y colóquela contra el cuero cabelludo.

4. Coloque el cabello sobre el papel de aluminio, lo más cerca posible del cuero cabelludo.

5. Deslice el peine desde abajo. Sostenga el mechón estirado contra el papel de aluminio.

6. Aplique aclarante, comenzando a ½ pulg. de la parte superior del papel de aluminio y distribuyendo hacia abajo. Una vez que el producto adhiere el cabello al papel de aluminio, vaya distribuyéndolo hacia arriba.

7. Doble el papel de aluminio a la mitad para que se junte con el borde superior.

8. Con el extremo metálico del peine, doble la parte central del papel de aluminio.

9. Vuelva a doblar el papel de aluminio y deslice el extremo metálico del peine hacia afuera.

10. Sujete el papel de aluminio hacia arriba con un gancho para que no estorbe.

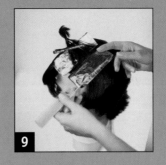
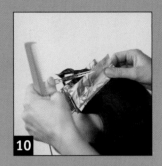

11. Deje una subsección de ½ pulg. entre cada mechón envuelto en papel de aluminio.

12. Sujete con una pinza cada sección envuelta en papel de aluminio para que no estorbe.

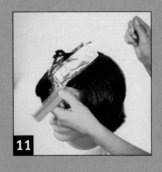
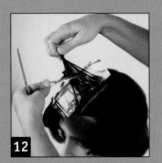

13. Continúe trabajando hacia abajo por el lado de la misma manera. Los papeles de aluminio del lado irán hacia las sienes. Una vez que termine un lado, pase al otro.

14. Listo, todos los papeles de aluminio están colocados.

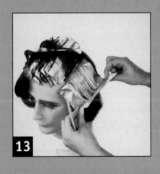
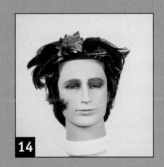

15. Abra un envoltorio para ver si el color se aclaró como deseaba. Cuando esté terminado, enjuague bien, luego lave con champú y acondicionador. Aplique brillo si desea.

16. Fíjese cómo este estilo agrega una dimensión sutil que enmarca el rostro.

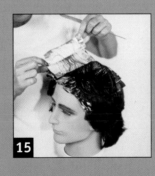
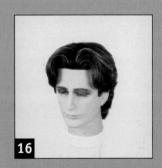

LUCES EN MEDIA CABEZA

Aquí, creará luces en la parte delantera y los lados de la cabeza.

APLICACIÓN

EN DVD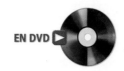

PROCEDIMIENTO

1. Separe las secciones. Las tres secciones principales son la parte superior y los lados. Tome un mechón delgado de ⅛ pulg. comenzando en la coronilla.

2. Mientras sostiene el mechón, ponga un pedazo de papel de aluminio. Ponga la cola del peine debajo del papel de aluminio y colóquela contra el cuero cabelludo.

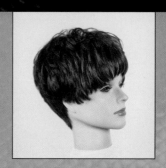

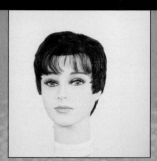

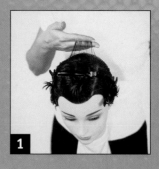

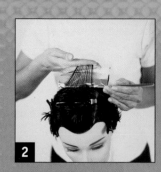

3. Coloque aclarante con la brocha, comenzando a ½ pulg. de la parte de arriba del papel de aluminio y distribuyendo el producto hacia abajo. Doble el papel de aluminio dos veces.

4. Suelte la siguiente sección de ½ pulg. y sujétela con un gancho para que no estorbe. Continúe trabajando hacia adelante.

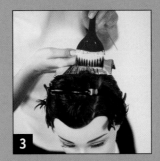
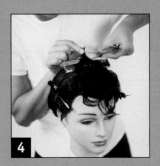

5. Para crear un efecto más grueso en la parte delantera, tome la cola metálica del peine y pásela ida y vuelta sobre el mechón.

6. Deslice el peine desde abajo del papel de aluminio. Fíjese en el cabello sobre el papel.

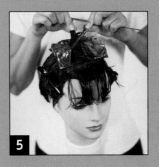
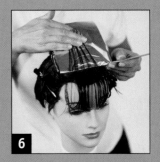

7. Aplique el producto al cabello.

8. Doble el papel de aluminio por encima del cabello y luego vuelva a doblarlo. Doble el papel y sujételo con un gancho para que no estorbe.

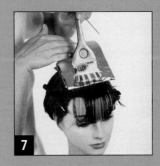
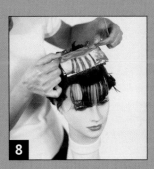

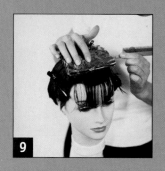
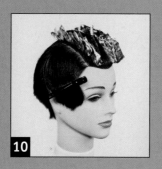

9. Separe una sección de aproximadamente ½ pulg. para dejar sin envolver, luego separe una sección de ⅛ pulg. para el siguiente papel. Complete hacia adelante hasta la línea de nacimiento del cabello.

10. La parte superior de la cabeza está completa. Es hora de pasar a los lados.

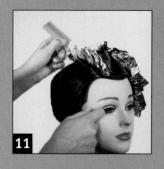
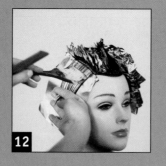

11. Tome un mechón delgado de ⅛ pulg. de la sección superior del lado derecho.

12. Después de colocar el papel de aluminio, aplique el producto, distribuyendo hacia abajo por todo el mechón.

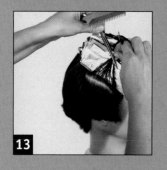
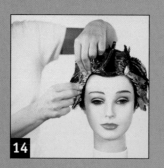

13. Sujete el papel de aluminio hacia arriba con un gancho para que no estorbe. Separe una sección entre uno y otro mechón con papel de aluminio para dejar sin envolver.

14. Complete ambos lados.

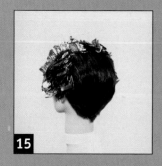
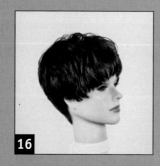

15. Esta técnica de mitad de la cabeza cubre toda la parte delantera.

16. Esta técnica de coloración del cabello agrega dimensión y cubre una parte bastante amplia de la cabeza.

Aquí, creará luces en toda la cabeza hasta llegar al hueso occipital en la parte trasera.

APLICACIÓN

EN DVD ▶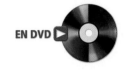

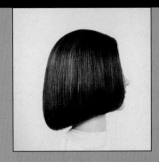

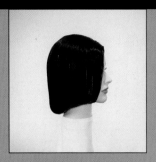

PROCEDIMIENTO

1. Después de dividir la cabeza en seis secciones o paneles, comience en la parte trasera central del área de la coronilla. Saque un mechón delgado, coloque el papel de aluminio como se indica y aplique el aclarante. Envuelva el cabello doblando el papel dos veces. Sujete el cabello hacia arriba con un gancho o una pinza de modo que no estorbe.

2. Deje subsecciones de ½ pulg. entre uno y otro mechón envuelto en papel de aluminio. Sujete estas secciones hacia arriba con un gancho de modo que no estorben.

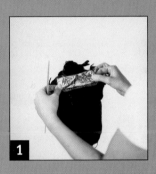

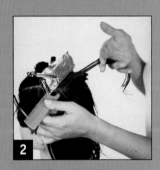

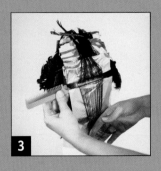
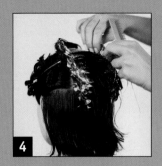

3. Continúe colocando los papeles de aluminio hacia abajo hasta el hueso occipital mediante el procedimiento descrito. Al terminar, suelte los papeles de aluminio que sujetó arriba. Doble cada uno de los extremos del papel.

4. Aquí puede ver la sección trasera completa.

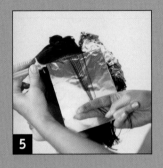
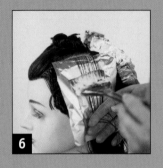

5. Pase a una sección lateral. Colocará los papeles de aluminio como si se tratara de un sujeta libro. Tome un mechón fino. Coloque el cabello en el centro del papel de aluminio.

6. Aplique el producto al cabello sobre el papel.

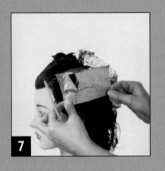
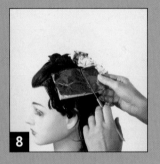

7. Doble el papel de aluminio a la mitad hasta que se toquen los extremos.

8. Doble el lado derecho del papel hasta la mitad, usando el peine para marcarlo.

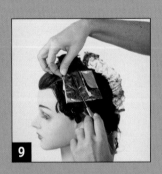
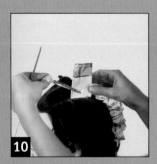

9. Después doble el lado izquierdo del papel por la mitad.

10. Sujete el papel de aluminio hacia arriba con un gancho. Fíjese en el efecto de envoltura que queda como si fuera un libro.

11. Deje una subsección de ½ pulg. entre uno y otro mechón envuelto en papel.

12. Continúe trabajando hacia abajo y atrás hasta llegar al hueso occipital. Haga lo mismo del lado opuesto.

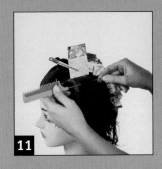

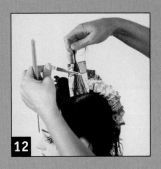

13. Pase a las secciones delanteras y siga colocando el papel de aluminio. Use la misma técnica descrita.

14. Después de terminar ambos lados, continúe envolviendo la parte superior de la cabeza, dejando subsecciones de ½ pulg. entre uno y otro mechón envuelto. Alterne entre mechones delgados envueltos en papel de aluminio y otros de ½ pulg. sin envolver.

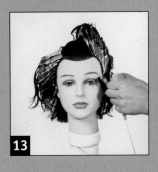

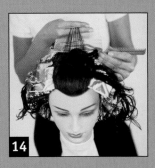

15. Termine el último papel de aluminio en la línea de nacimiento del cabello. Doble hacia arriba cada lado del papel de aluminio para asegurarlo en su sitio.

16. Este look terminado da un efecto deseable y natural al peinado, que se acentúa aún más porque el área de la nuca no tiene luces. Aplique un tono sobre tono para crear una imagen armoniosa de las luces y el cabello natural.

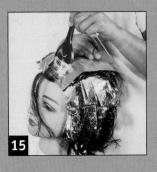

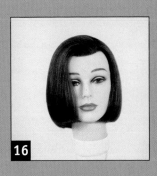

LUCES EN TODA LA CABEZA

Las luces en toda la cabeza le dan a la clienta el look más vistoso.

APLICACIÓN

EN DVD ▶

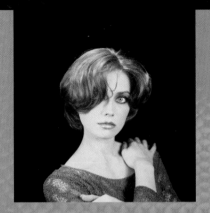

PROCEDIMIENTO

1. Consulte con ella qué color de cabello prefiere.
2. Tome un mechón de cabello de la parte baja de la coronilla.

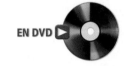 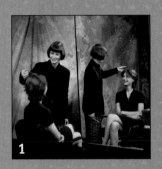 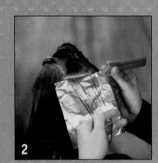

3. Saque un mechón y estírelo, pase el aclarante sobre el cabello que está en el papel de aluminio.
4. Doble el papel de aluminio dos veces y apártelo hacia arriba sujetándolo con un gancho.

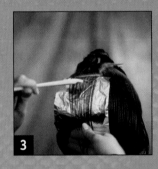 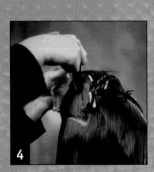

5. Tome una subsección de ¾ pulg. entre uno y otro mechón envuelto.

6. Continúe trabajando hacia la parte central posterior de la cabeza hasta completar la sección. Observe el contraste de tamaño entre las subsecciones con y sin papel de aluminio.

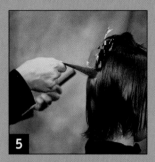 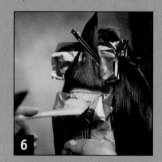

7. Cuando termine la sección, suelte los papeles de aluminio sujetos con ganchos.

8. Trabaje alrededor de la cabeza hacia los costados y divida dos secciones más pequeñas.

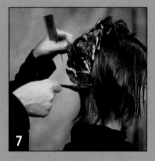 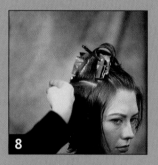

9. Continúe trabajando hacia abajo a los costados colocando mechones delgados en el papel de aluminio. Continúe hacia la parte de atrás, centro. Sujete todo con un gancho hacia arriba para que no estorbe.

10. Pase al otro lado de la cabeza y complete este mismo panel.

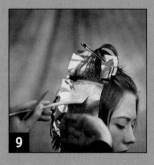 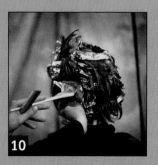

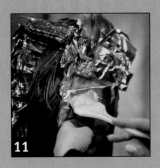
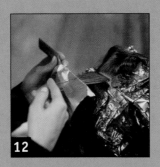

11. Termine los paneles delanteros de cada lado de la cabeza con el mismo método.

12. Ahora hay que hacer la última sección: la parte superior de la cabeza. Saque un mechón pequeño de una sección grande de cabello y colóquela en el papel de aluminio.

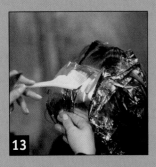
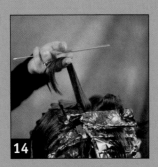

13. Aplique el producto en el cabello.

14. Divida una sección más grande y luego tome un mechón más delgado de la parte superior de esta sección.

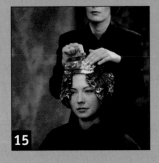
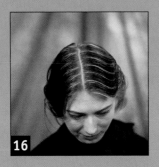

15. Continúe hacia adelante hasta que termine de colocar todo el papel de aluminio.

16. En esta vista superior, puede ver dónde están colocados los papeles de aluminio. Se procesaron hasta quedar de un amarillo pálido. Observe cómo alternan claro y oscuro.

17. Aplique brillo al cabello con luces. Esto resaltará el tono natural y dará color a las luces. El color deseado es un rubio claro ambarino. Mezcle 1 oz. de 10RO el Rubio rojizo/anaranjado más claro que hay con 1 oz. de 10R Rubio platinado y 2 oz. de revelador semi permanente. Marque las cuatro secciones de la cabeza.

18. Aplique brillo en toda la cabeza desde la raíz hasta las puntas.

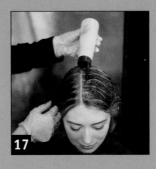
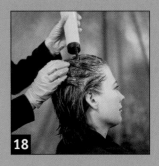

19. Distribuya el tinte en el cabello de modo que quede completamente saturado. Déjelo actuar durante 10 minutos.

20. El look terminado muestra hermosas luces de color dorado ambarino en toda la cabeza. Hable del mantenimiento que debe realizar la clienta en su casa.

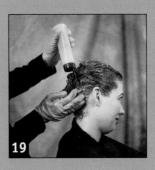
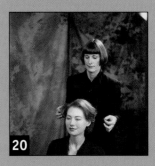

21. El look terminado es dinámico, sofisticado y elegante. Algunos de los mejores tintes son los más naturales y este color discreto, pero bello, que acentúa el estilo es un ejemplo de ello.

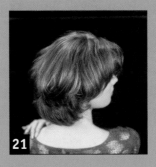

VARIANTE: LUCES POR PANEL

Aquí, creará un efecto de luces con dramatismo en la parte superior de la cabeza porque las luces son anchas.

APLICACIÓN

EN DVD ▶

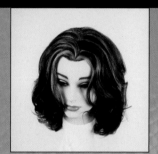

PROCEDIMIENTO

1. Separe la parte superior de la cabeza en mechones desde la mitad de las cejas. Comenzando en el área de la coronilla, tome un mechón delgado y colóquelo en un papel de aluminio.

2. Aplique el producto al mechón y doble el papel de aluminio.

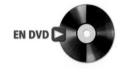

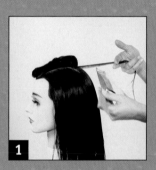
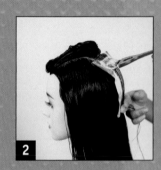

3. Sin dejar una subsección de cabello sin luces como en las técnicas anteriores, tome un mechón y colóquelo justo detrás del primero. De esta manera logrará luces gruesas que se procesarán de manera eficaz. Aquí puede ver dos papeles de aluminio uno seguido del otro. Separe una sección de 1 pulg. para dejar sin luces entre uno y otro papel y trabaje con esmero y eficiencia. Sujete con un gancho el cabello que no necesite para que no estorbe.

4. Separe un mechón delgado de la parte superior de la sección que dejó suelta.

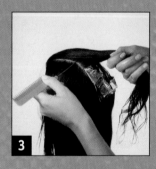
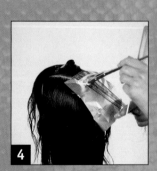

5. Colóquela en papel de aluminio y aplique el producto.

6. Continúe trabajando hacia la parte delantera de la cabeza así: dos mechones delgados envueltos en papel de aluminio uno seguido del otro y dejando entre ellos una subsección de 1 pulg. sin luces.

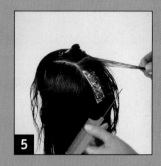
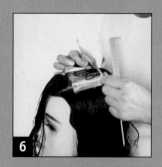

7. Tome una subsección de 1 pulg. entre dos mechones envueltos.

8. Puede ver que los mechones envueltos van seguidos uno tras otro dejando una subsección de 1 pulg. entre ellos.

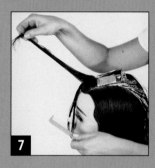
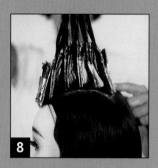

9. Este look crea luces de gran impacto en la parte superior de la cabeza.

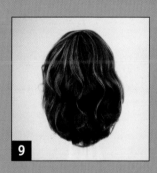

VARIANTE: MECHONES DELANTEROS GRUESOS

Esta es una forma sencilla de agregar mechones de luz con dramatismo al área del fleco.

APLICACIÓN

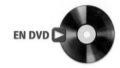 EN DVD

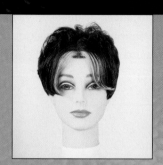

PROCEDIMIENTO

1. Tome una subsección de 1 pulg. de la línea de nacimiento del cabello. Tome un mechón delgado, colóquelo sobre el papel de aluminio y aplique el producto.

2. Doble el papel de aluminio dos veces.

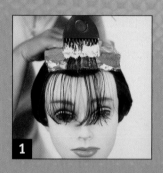

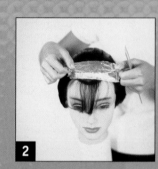

3. Tome el siguiente mechón contiguo al primero y colóquelo en el papel de aluminio.

4. Continúe colocando papel de aluminio a la línea de nacimiento delantera del cabello. Doble los extremos del papel de aluminio hacia atrás para asegurarlo.

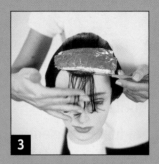
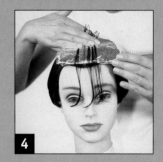

5. Así se verán los mechones envueltos en papel de aluminio una vez que haya terminado.

6. Este look crea luces audaces en el área del fleco. No cabe duda que éste es un look más progresista. También puede darle color al cabello, si desea.

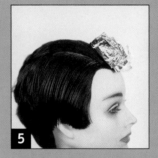
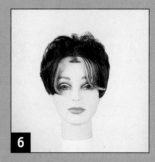

VARIANTE: TÉCNICAS DE BALAYAGE PARA AGREGAR LUCES SUTILES

La palabra *balayage* significa "pintar". Siempre que desee agregar luces sutiles para que la parte superior de la cabeza luzca reluciente, ésta es una forma fácil y lindísima de hacerlo. El producto que utilizará es un aclarante en polvo.

APLICACIÓN

EN DVD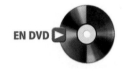

PROCEDIMIENTO

1. Aplique el aclarante en polvo en una brocha con cola o un pincel de color y pinte ligeramente con el producto desde la raíz a lo largo del mechón.

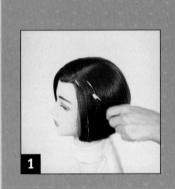

2. Trabaje hacia abajo en diagonal alrededor de toda la cabeza.

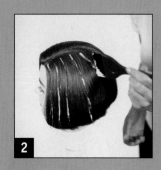

3. Una vez que haya terminado con la técnica de balayage, déjela actuar durante 10 a 15 minutos. Enjuague y aplique una fórmula para realzar el color sobre el cabello aclarado, si así lo desea.

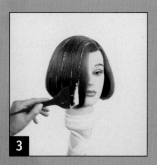

4. Las luces colocadas estratégicamente añaden dramatismo, y sin embargo, se hacen rápida y fácilmente.

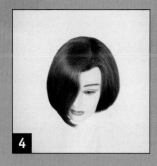

IMAGINACIÓN

La aplicación de esta técnica a diferentes largos, colores y cortes ofrece un sinfín de posibilidades. Deje volar su imaginación.

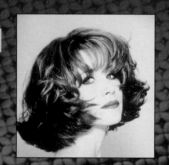
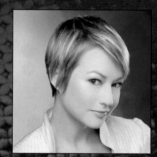
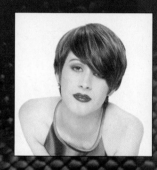
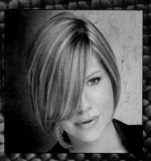
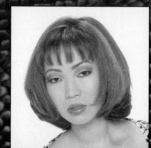

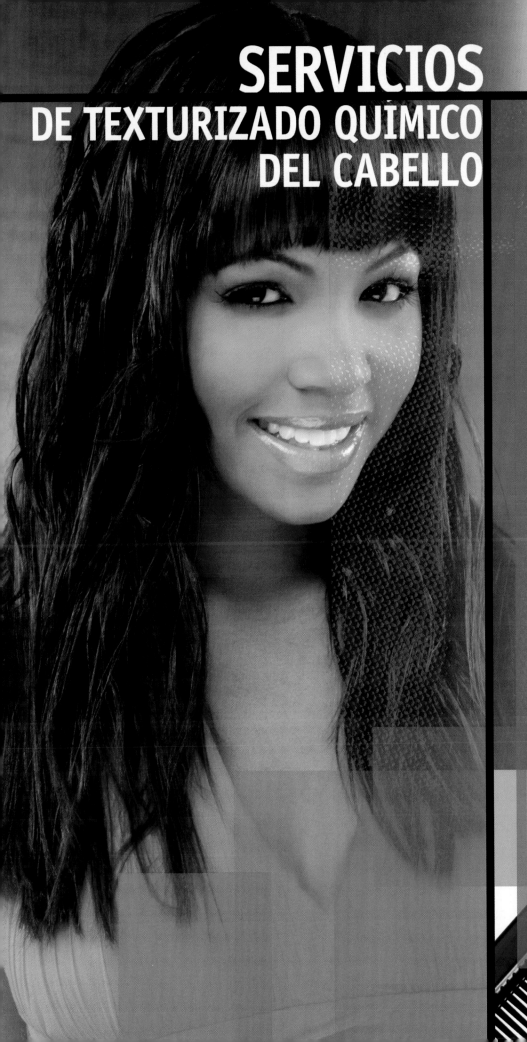

SERVICIOS
DE TEXTURIZADO QUÍMICO
DEL CABELLO

TÉCNICA DE FORMACIÓN DE LADRILLOS

DESCRIPCIÓN GENERAL

Las clientas de hoy en día quieren peinarse y quedar bellas "ya". Lo mismo sucede con las texturas: una clienta quiere peinarse el cabello, o pasarse los dedos por la cabeza, y que éste vuelva a su lugar sin mayor esfuerzo.

En esta sección, usted analizará el uso de la técnica de formación de ladrillos en toda la cabeza. Este enrollado es uno de los que se usan con más frecuencia en el salón de belleza. El flujo de movimiento en el resultado final se ve natural y la clienta puede mantenerlo con facilidad. El cabello cae sin divisiones perceptibles entre las filas. El estilo de formación de ladrillos se extenderá y aumentará el movimiento y la dimensión. Los diámetros de las herramientas utilizadas aquí crearán un patrón de rizos firmes y resistentes.

La dirección hacia atrás que despeja el rostro se abre y evita que el cabello caiga sobre éste. Mueve el cabello hacia atrás y hacia arriba contra la caída natural de la gravedad, creando el volumen deseado. Este estilo de enrollado se inicia en el área de la frente colocando el rollo guía. Esto sirve

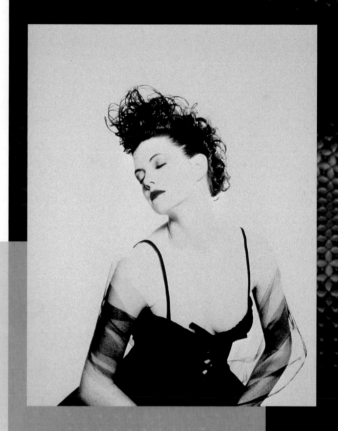

de punto de partida para todas las divisiones siguientes por toda la parte superior y los lados para que sean parejas. En la coronilla, se hacen rayas horizontales que continúan hacia la nuca.

APLICACIÓN

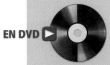

EN DVD ▶

Después de la consulta, póngale la capa a la clienta, lávele el cabello con champú y córtelo de acuerdo con las instrucciones para el corte bajo con graduación.

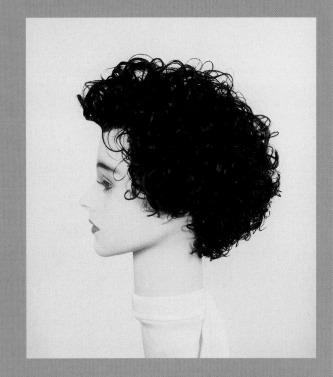

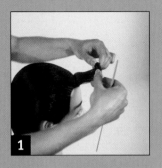

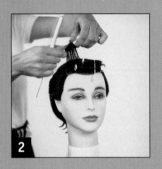

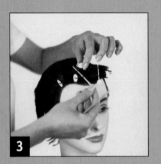

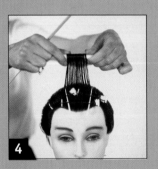

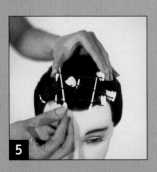

PROCEDIMIENTO

1. Comience el enrollado en la línea de nacimiento del cabello adelante. Trace una raya en la base, que sea del largo y del ancho del rollo más largo que utilice. Peine y distribuya el cabello a 45 grados por encima del centro de la base. Aplique un papellilo reforzado. Enrolle desde las puntas hasta la base para colocar el rollo en la base.

2. En la fila que se encuentra directamente detrás del primer rollo, trace unas rayas de manera que dos rollos de longitud media queden descentrados con respecto al primero.

3. Inserte horquillas por debajo de las bandas para aliviar la presión sobre el cabello.

4. Antes de enrollar la siguiente fila, examine el área. Ajuste la longitud de los rollos según sea necesario. Ahora comience la siguiente fila colocando un rollo en el centro del lugar en el que coinciden los dos rollos de la fila anterior.

5. El patrón que ve aquí es el que usará en todo el enrollado.

6. Continúe dividiendo filas en forma radial alrededor de la curva de la cabeza, extendiéndose hacia el área de la línea lateral de nacimiento del cabello. Mantenga la precisión al trazar las rayas, la distribución y el enrollado del cabello para crear la formación de ladrillos. Fije los rollos e inserte las horquillas, a medida que avanza o cuando haya terminado.

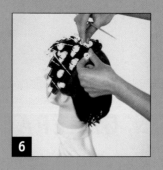

7. En el área de la coronilla, en lugar de curvar las filas alrededor de la línea de nacimiento del cabello, tome las filas que se encuentran alrededor de la parte posterior de la cabeza en forma horizontal. Continúe con la formación de ladrillos. A medida que pasa de una fila a otra, ajuste la longitud del rollo para que encaje en el área en la que está trabajando.

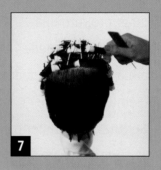

8. Cuando llegue al área del hueso occipital, cambie a un rollo más pequeño para crear rizos mejor definidos y más fuertes. Cuando los mechones se hacen pequeños, cambie su técnica del uso de papelillos en las puntas. Doble el papelillo a la mitad y colóquelo como si fuera sujeta libros, para controlar y dejar las puntas lacias.

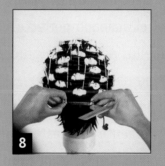

9. Complete el enrollado en formación de ladrillos en el área de la nuca. A medida que avanza hacia el área del perímetro, cámbiese a un solo diámetro colocando el rollo a media base.

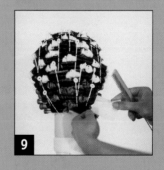

10. La textura muy activa y el soporte en este peinado extienden la forma, lo que proporciona una gran cantidad de volumen. El cabello hacia atrás, que deja el rostro despejado, es muy valorado por las clientas que desean textura, pero que a la vez, desean que su peinado sea fácil de cuidar.

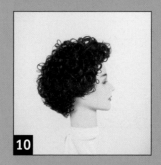

DESCRIPCIÓN GENERAL

Este peinado de gran textura ofrece el volumen y definición máximos para este corte. Alternar los diámetros de las texturas proporciona un rizo natural. Este tipo de textura puede secarse con difusor en forma natural o puede estilizarse con aire y un cepillo redondo; también puede secar la textura naturalmente, y utilizar las herramientas térmicas para peinar, como los rollos eléctricos o las pinzas rizadoras, a fin de crear el acabado perfecto. Antes de ondular el cabello, realice una prueba de porosidad y elasticidad para evaluar su estado. El sistema de ondulado que se utilice se seleccionará específicamente para este tipo de cabello: una textura fina, densidad normal y teñido.

APLICACIÓN

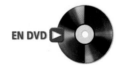

EN DVD ▶

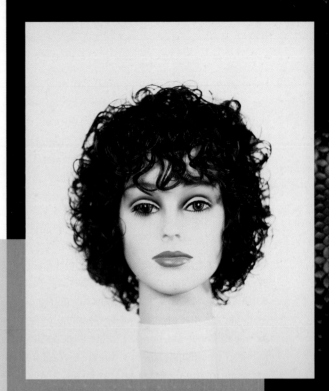

PROCEDIMIENTO

1. En el enrollado finalizado, se alternan rollos de dos diámetros diferentes en un movimiento que deja el rostro libre de cabello. Para aumentar la naturalidad y la soltura del movimiento, cada parte de la base se entreteje o se peina en zigzag en todo el enrollado. Comience el enrollado en el área de la frente haciendo un zigzag con la cola del peine a lo largo del cuero cabelludo, a fin de dividir la primera base.

2. Observe la raya de la base.

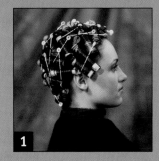

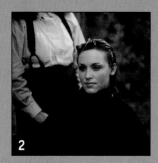

3. Enrolle la primera sección en el rollo más grande para colocarlo sobre la base. La formación en ladrillos se inicia a partir de esta posición del rollo.

4. Continúe enrollando todas las filas siguiendo la formación en ladrillos. Haga una raya en zigzag en la base y alterne los diámetros de los rollos de una fila a la otra. En la coronilla, comience a enrollar a media base. Observe la raya de la base en zigzag.

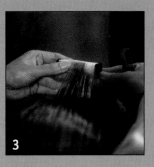

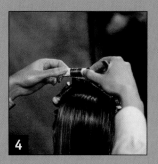

5. Continúe enrollando siguiendo la dirección hacia el área de la nuca. En la línea de nacimiento del cabello del perímetro, coloque el rollo más grande en dirección hacia arriba con una técnica de espaciado.

6. Los rollos se colocan siguiendo la dirección hacia atrás, dejando el rostro despejado, y en diagonal a los lados, cambiando la dirección en la coronilla para comenzar a enrollar en forma horizontal y hacia abajo. Aplique el producto líquido necesario, en este caso un gel líquido, y seque el cabello con difusor para lograr un acabado natural.

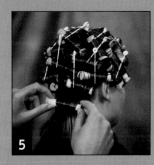

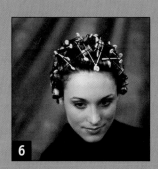

VARIANTE: TÉCNICA DE FORMACIÓN DE LADRILLOS II

DESCRIPCIÓN GENERAL

En este estilo, el enrollado en formación de ladrillos agregará textura a la forma clásica de abundantes capas. La simetría de la forma del corte es bastante propicia para este peinado fácil de llevar, de cuidar y que requiere poco mantenimiento. Todo el cabello que se encuentra alrededor de la línea de nacimiento del cabello adelante se dirige hacia el rostro. Los largos que enmarcan el rostro suavizan los rasgos. La textura fluye siguiendo la dirección desde el área de la coronilla, lo que proporciona volumen y dimensión.

APLICACIÓN

EN DVD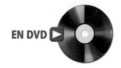

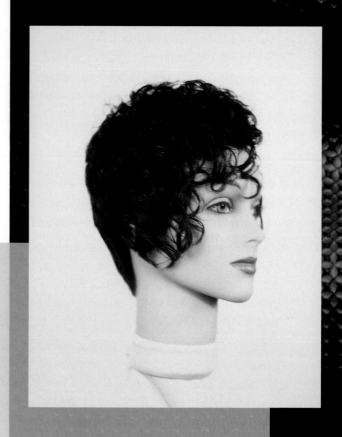

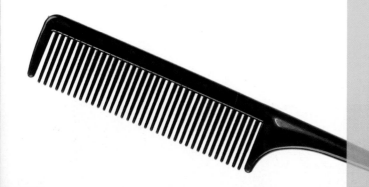

PROCEDIMIENTO

1. En el enrollado terminado, todos los rollos están colocados en forma radial siguiendo la dirección natural de crecimiento en el área de la coronilla. Dirija todos los rollos de adelante hacia adelante siguiendo una formación de ladrillos; todos los rollos en el área trasera de la cabeza van desde la coronilla hacia abajo siguiendo una formación de ladrillos.

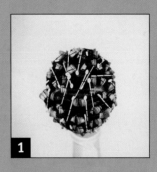

2. Distribuya el cabello en secciones delanteras y traseras, trazando una raya desde el área central de la coronilla hasta detrás de la parte superior de la oreja, a cada lado de la cabeza. En el área central de la coronilla, que va hacia adelante, divida una base del largo y del ancho del rollo más grande que utilizará para el enrollado.

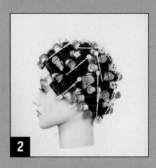

3. Divida las primeras secciones utilizando la técnica de entretejido. Mueva la cola del peine para entretejer el mechón. Peine una de las porciones entretejidas hacia la parte de atrás; posteriormente, ésta se enrollará, junto con el cabello de la parte posterior de la cabeza. La otra porción entretejida se enrollará hacia adelante.

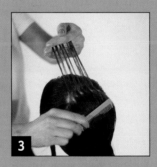

4. Saque este mechón 45 grados por encima del centro de la base y ahora enróllelo hasta la base para crear una posición de un solo diámetro sobre la base. Esto producirá una elevación en esta área.

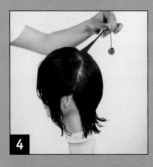

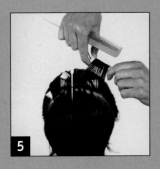

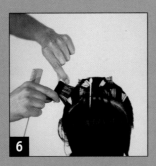

5. Comience a alternar los tamaños de los rollos en la siguiente fila; ajuste la longitud de los rollos según sea necesario para que alcancen dentro de las filas. Coloque todos los rollos en el área central, hacia adelante, en dirección hacia el rostro. En la tercera fila, vuelva al área central para comenzar a enrollar desde esta área y hacia afuera.

6. Trabaje hacia el exterior de la fila, en cualquiera de los lados del rollo colocado en el centro. Continúe alternando entre los dos tamaños de rollos, de una fila a la otra.

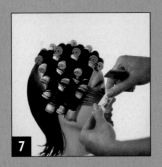

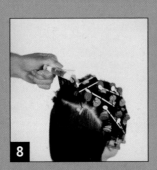

7. Complete la formación de ladrillos en el área delantera trabajando hacia la línea de nacimiento del cabello. Cambie los tamaños y longitudes de los rollos para ajustarse a los largos de la línea de nacimiento del cabello alrededor del rostro. Cuando el área frontal esté completa, pase al área de la coronilla.

8. Divida una base del largo y el ancho del más pequeño de los rollos. Saque el mechón a 45 grados por encima del centro de la base para enrollarlo. Esto creará un diámetro sobre la base que maximiza el volumen en esta área. Enrolle los mechones hacia atrás y hacia abajo desde la coronilla.

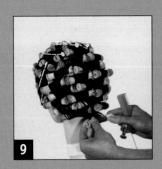

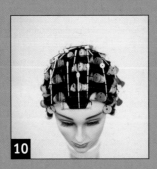

9. Alterne los tamaños de los rollos de una fila a la otra en toda la parte posterior. Finalice la técnica de enrollado en formación de ladrillos en el área de la nuca.

10. En esta vista alternativa del enrollado en formación de ladrillos una vez terminado, observe cómo los rollos van siguiendo la dirección desde el área de la coronilla hacia afuera y hacia línea de nacimiento del cabello del perímetro. Use las horquillas para levantar las bandas y quitarlas de los rollos.

IMAGINACIÓN

La aplicación de esta técnica
a diferentes largos, colores
y cortes ofrece un sinfín de
posibilidades. Deje volar su
imaginación.

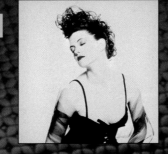
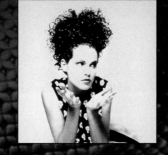
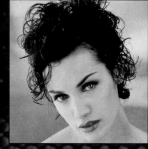

ENROLLADO DE CONTORNO

DESCRIPCIÓN GENERAL

Esta textura clásica marca las ondas en el cabello de una forma que le ofrece a la clienta gran versatilidad. Ya sea que utilice una secadora con difusor para lograr un movimiento natural y suave que acentúe la dimensión del peinado o un secado con secadora para lograr un peinado voluminoso, es importante que agregue este estilo de enrollado a su lista de habilidades.

Este estilo de enrollado envuelve el contorno curvado de la cabeza. Dentro de los paneles, enrolle el cabello con dirección. Estos paneles rodean un panel central, que se divide con una raya desde la frente hasta el centro de la nuca. Luego divida las áreas restantes del perfil (lados) para reproducir el

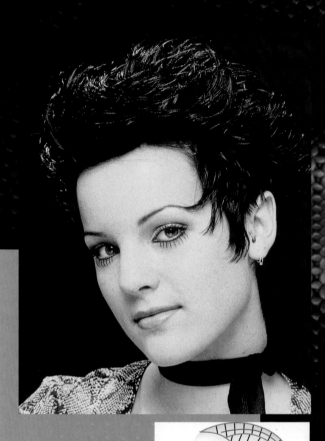

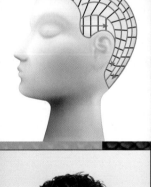

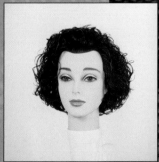

movimiento de dirección que busca en esta área. Los rollos deben ir cambiando de tamaño, desde el más grande en el interior, donde los largos tienen más extensión, hasta los de tamaño medio alrededor del perímetro, donde se necesita más soporte.

Este estilo de enrollado es tan versátil que puede usarse en prácticamente todos los cortes: recto, graduado o en capas. En esta demostración, el estilo acentúa la forma del corte recto en diagonal en la parte de atrás.

APLICACIÓN

EN DVD ▶

Después de la consulta, póngale la capa a la clienta, lávele el cabello con champú y córtelo de acuerdo con las instrucciones para el corte recto en diagonal hacia atrás.

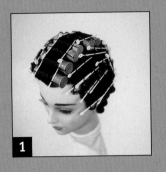

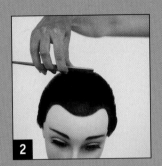

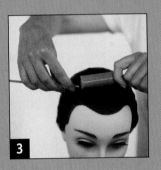

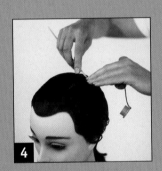

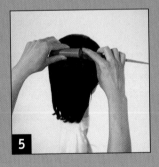

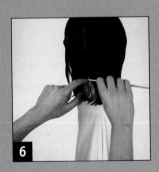

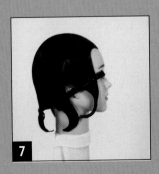

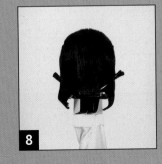

PROCEDIMIENTO

1. Aquí puede verse el enrollado ya terminado. Los instrumentos para lograr textura se curvan para adaptarse a la forma de la cabeza a medida que nos alejamos del rostro. Un panel central que es el ancho del rollo más largo se extiende desde el área central de la frente hasta el centro de la nuca. A cada lado de la cabeza, las rayas se curvan desde la sien hasta el área externa de la nuca.

2. Prepárese para enrollar dirigiendo todos los largos hacia atrás, lejos del rostro. Peine y distribuya el cabello de manera uniforme.

3. Desde el área frontal de la línea de nacimiento del cabello, divida un panel del ancho del rollo que ha elegido. Coloque el rollo en el área superior central de modo que sirva de guía para dividir el panel de cada lado. Lleve la raya a lo largo de un lado, desde la frente hasta la coronilla.

4. Divida el otro lado del panel hasta la coronilla. Separe el cabello con cuidado, a cada lado de la raya; trate de mantener la distribución inicial del cabello hacia atrás.

5. Continúe con este procedimiento en toda el área posterior de la cabeza. Coloque el rollo en la parte central y luego trace una raya desde la coronilla hasta la nuca.

6. Trace una raya a lo largo del otro lado del rollo para completar el panel central posterior.

7. Utilice la misma técnica para dividir los paneles a cada lado. Coloque los rollos en un ángulo en el área de la sien para medir el ancho del panel, ya que la dirección deseada va hacia abajo y hacia atrás en esta área.

8. Tenga en cuenta que este enrollado se realiza en la cabeza de un maniquí; sin embargo, cada clienta con la que trabaje tendrá diferencias en la forma y el tamaño de la cabeza, en las líneas de nacimiento del cabello y en los patrones de crecimiento.

9. Use el rollo para medir un solo diámetro, tal que le sirva de guía. Los rollos de diámetro extra grande no serán utilizados sino hasta que llegue al área central superior para que concuerden con los mechones más largos del cabello. Siga con rollos de diámetro mayor en toda la parte exterior de la forma, que tiene mechones menos largos.

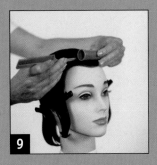
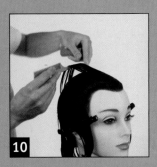

10. Luego de separar el cabello con la cola del peine, levante el extremo hacia arriba y hacia atrás, tal como se muestra en la figura. Trate de no interferir con el cabello circundante.

11. Peine el cabello 45 grados por encima del centro de la base. Aplique papelillos reforzados en las puntas del cabello. Enrolle los mechones desde las puntas hasta la base.

12. El rollo se colocará por sí solo en la base, dado el ángulo de enrollado. Esta técnica se usa para crear una buena elevación de la base y, por lo tanto, volumen, en toda la parte de arriba.

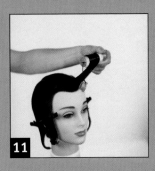
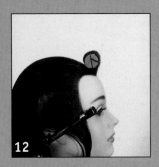

13. Puede colocar horquillas mientras trabaja en el enrollado. Una vez finalizado el enrollado, las horquillas sujetarán los rollos mientras se mantiene la banda lejos del cabello. Continúe enrollando los largos en la parte superior manteniendo el mismo ángulo.

14. En el área inferior de la coronilla, hará un cambio tanto en el tamaño del rollo como en el control de la base. Peine el cabello desde el centro de la base para prepararlo para el enrollado. El rollo se colocará por sí solo a media base, y disminuirá levemente la elevación de la base.

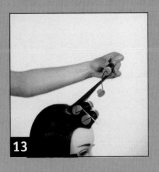
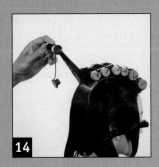

15. Peine el cabello desde la base y continúe enrollando los mechones hacia el centro de la nuca.

16. Use el rollo para medir y dividir en forma diagonal la base. Coloque el rollo para que se posicione en línea diagonal.

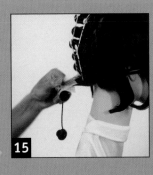
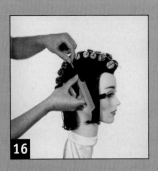

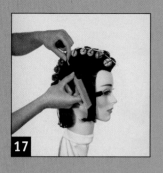

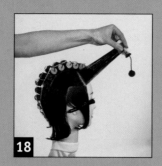

17. Luego de trazar una raya, levante la cola del peine hacia arriba y hacia atrás. Trate de no interferir con el cabello circundante en el panel.

18. Peine el cabello en forma diagonal, a 45 grados, por encima del centro de la base. Usar esta técnica en los lados, adelante, da más apoyo y una elevación extra en la base.

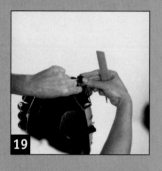

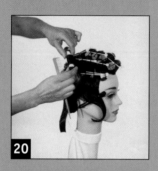

19. Coloque el rollo en la base y sujete. Evalúe la fuerza, la densidad y los patrones de crecimiento de la línea de nacimiento del cabello de la clienta para determinar el control de base más adecuado. Por ejemplo, el cabello fino con menos integridad alrededor de la línea frontal de nacimiento del cabello necesitará menos tensión; es posible también que prefiera un control a media base.

20. A medida que rodea la curva de la cabeza hacia el área trasera, cambie el control de la base. Sujete el cabello recto para enrollar y coloque el rollo a media base. Observe la posición del rollo en diagonal.

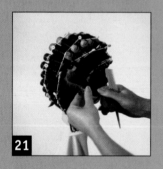

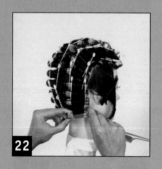

21. A medida que va hacia el área de la nuca, las secciones base serán un poco más anchas a lo largo del borde externo del panel; esto le permitirá pasar de una posición diagonal posterior a una dirección hacia abajo. En el maniquí, basta con tomar una o dos secciones base alrededor de esta curva.

22. Continúe enrollando los mechones por toda el área de la nuca. Use rollos más cortos en este panel para adaptarse al ancho.

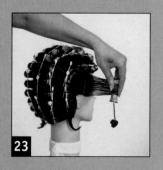

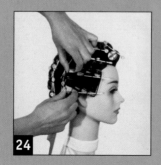

23. En el área que se encuentra por encima de las orejas, divida el cabello en secciones, en forma vertical, comenzando en la línea de nacimiento, adelante. Dirija los mechones en forma diagonal y hacia abajo, desde el centro de la base, y luego enróllelos hasta colocar el rollo sobre la base.

24. Coloque todos los rollos en forma vertical y hacia atrás en esta área para la clienta que prefiere tener el rostro despejado.

25, 26. Aquí se puede ver el enrollado terminado, desde dos ángulos distintos. Observe el tamaño y la posición de los rollos desde el área interior superior hacia el exterior. Observe el movimiento de dirección dentro de las áreas de los paneles: el cabello va hacia atrás y se aleja del rostro, en un movimiento que reproduce la curva de la cabeza.

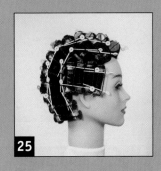

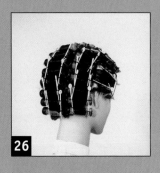

27, 28. La expresión de textura del movimiento y la dimensión de este peinado mejoran el estilo del corte a la perfección. Y esta textura es tan versátil que permite una variedad de cambios de peinado.

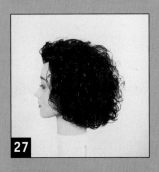

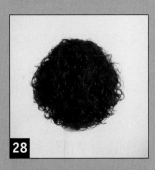

IMAGINACIÓN

La aplicación de esta técnica a diferentes largos, colores y cortes ofrece un sinfín de posibilidades. Deje volar su imaginación.

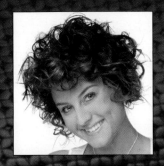

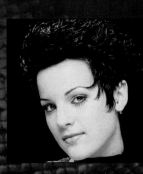

ENROLLADO DE CURVATURAS

DESCRIPCIÓN GENERAL

En este peinado los paneles usados en toda la cabeza se enfocan en la dirección, siguen el contorno de la curvatura de la cabeza. Este enrollado de curvatura crea un flujo continuo de texturas a través de todos los largos para complementar el corte de abundantes capas. La soltura del cabello es muy natural, así como también es muy manejable para la clienta.

Esencialmente, el enrollado de curvatura tiene en cuenta las líneas deseadas y de qué manera la clienta se peinará, para facilitarle el estilo. Sin embargo, el peinado tiene una versatilidad natural, dada la caída de un panel sobre el otro, especialmente en el interior. Además, el área que enmarca el rostro se enrolla facilitando el movimiento de curvatura. Compare esto con el enrollado en bloques, en el que las líneas se fijan rígidamente en una dirección hacia abajo hasta el exterior del enrollado.

El movimiento creado en todo el interior permite que el cabello se mezcle a la perfección de la frente hacia atrás.

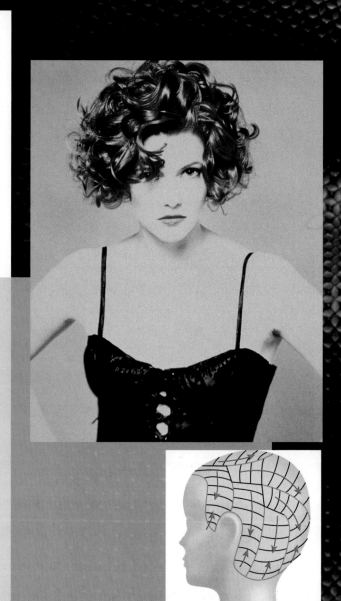

APLICACIÓN

EN DVD ▶

Después de la consulta, póngale la capa a la clienta, lávele el cabello con champú y córtelo de acuerdo con las instrucciones para el corte de abundantes capas.

PROCEDIMIENTO

1 El enrollado de curvatura tiene un movimiento hacia atrás, alejado del rostro y dentro de los paneles que enmarcan la cabeza. Los tamaños de los rollos se alternan dentro de los paneles. Coloque los rollos para lograr volumen hasta llegar al perímetro de cada panel, donde deberá usar la técnica de espaciado para crear un efecto de moldeado más estrecho.

2. Los paneles van continuos por toda la región central de la cabeza, desde la línea de nacimiento del cabello, adelante, hasta la nuca.

3. Comience a dividir por secciones los paneles de curvatura en toda la cabeza. Peine el cabello en su dirección natural y después divida los paneles individuales del mismo largo que el rollo que usará. Inicie este procedimiento en el área delantera de la línea de nacimiento del cabello y hacia el lado.

4. Alterne los lados a medida que divide los paneles. Aquí puede verse el patrón de secciones terminado desde la parte trasera.

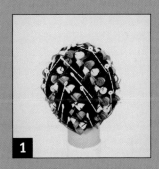

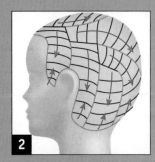

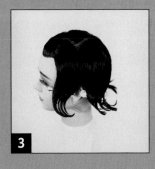

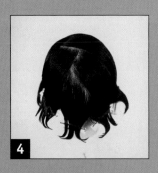

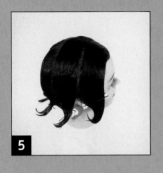

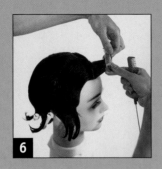

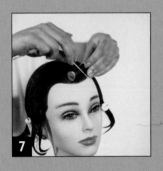

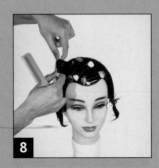

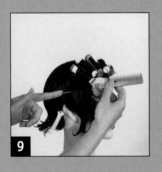

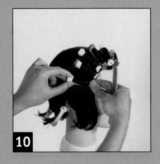

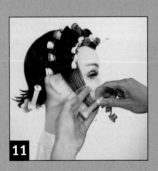

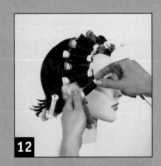

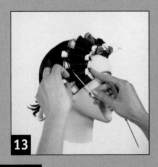

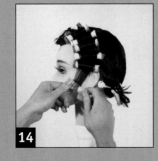

5. La etapa previa al seccionamiento de los paneles de curvatura que utilizará para enrollar este enrollado de texturas le permitirá trabajar con esmero y tener divisiones claras; esto le servirá de guía.

6. Comience el enrollado de curvatura en la parte delantera de la línea de nacimiento del cabello, junto a la raya lateral. Saque un mechón para un solo diámetro, enróllelo perpendicularmente y colóquelo sobre la base.

7. Estabilice los rollos según sea necesario cuando enrolle.

8. A medida que trabaja en el panel, continúe trazando una raya en las secciones de base que se expanden alrededor del área externa del panel, el área más alejada del rostro. Las áreas de base deben estar en un diámetro alrededor del área frontal de la línea de nacimiento del cabello. Cuando llegue al área superior, por la curva de la cabeza, distribuya el cabello alejado de la base para colocar el rollo a media base.

9. Observe de qué manera se saca la base del panel, a fin de no interferir con el cabello circundante. Levante y saque el mechón en ángulo.

10. Alterne los diámetros de los rollos a medida que se acerca al perímetro.

11. Cuando llegue al último rollo que debe colocar, peine el cabello en la base y coloque el rollo para prepararse para enrollar.

12. Enrolle hacia arriba y hacia la base mientras mantiene el área de la base plana. En este enrollado, utilice el rollo de diámetro más grande para enrollar los largos del perímetro con la técnica de espaciado. Esto mantendrá el movimiento estrechamente moldeado dentro de esta área.

13. Debido a la base plana que obtiene con un rollo colocado hacia arriba, inserte la horquilla hacia arriba.

14. Pase al otro lado de la cabeza y enrolle el panel alrededor de la línea de nacimiento del cabello en el lado menos abundante, usando la misma técnica.

15. Pase al panel que se encuentra detrás y junto al primero que enrolló. Coloque los rollos de manera de tener control del rollo sobre la propia base, por toda la parte superior de la cabeza; ahora páse-se al control a media base, hacia afuera, hacia el área del perímetro. Enrolle los dos últimos rollos en cada panel con la técnica de espaciado para acentuar el efecto.

16. Agregue una horquilla después de enrollar; el rollo con dirección hacia arriba requiere un soporte.

17. Vuelva al panel del lado opuesto de la cabeza y enrolle para lograr volumen mediante la misma técnica, alternando los tamaños de los rollos dentro del panel. Aquí se muestra la parte posterior de la cabeza con los dos paneles que quedan por enrollar.

18. Coloque todos los rollos de manera que se logre volumen en este panel hasta que llegue al área del perímetro, donde los rollos se colocan hacia arriba.

19. Inserte las horquillas para fijar los rollos y aflo-je la tensión de las bandas del cabello.

20. Complete el último panel. Observe que la dirección dentro de este panel debe concordar con el patrón ya establecido. La dirección en toda la parte trasera sigue el perímetro de la línea de nacimiento del cabello.

21. Observe cómo todos los paneles se moldean a la curvatura de la cabeza y cómo la alternancia de los rollos es constante dentro de los paneles y hasta el rollo del perímetro. Todos los paneles están conectados entre sí.

22. Aquí, la textura final se creó secando con difu-sor; éste es el acabado más representativo del enrollado ondulado. Observe las áreas más lar-gas alrededor del perímetro, que combinan y armonizan con la mezcla de texturas volumino-sas en todo el interior del peinado.

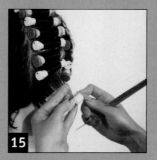
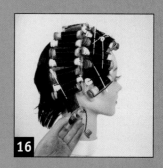
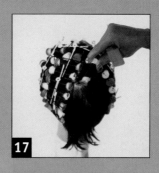
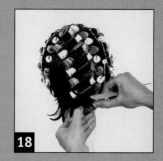
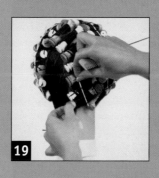
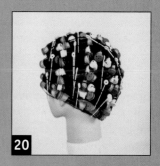
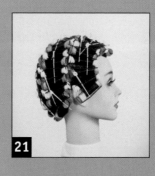
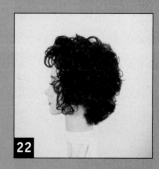

IMAGINACIÓN

La aplicación de esta técnica a diferentes largos, colores y cortes ofrece un sinfín de posibilidades. Deje volar su imaginación.

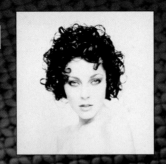 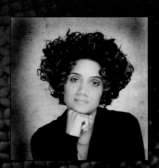 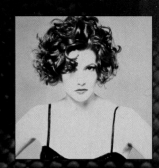

COMBINACIÓN DE CURVATURA/LADRILLOS

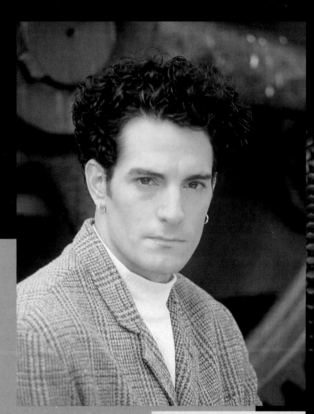

DESCRIPCIÓN GENERAL

Este enrollado es una manera fácil y rápida de incorporar textura y cuerpo. El movimiento de curvatura alrededor del rostro, dado por un enrollado en formación de ladrillos hasta el área del hueso occipital, crea una textura versátil y desenfadada. El cabello se puede estilizar de diferentes maneras: puede secarse en forma natural o con la secadora y un cepillo redondo, también puede moldearse o enrollarse en húmedo. En esta demostración, se utiliza un rollo tipo bigudí con orificio. El rollo tiene un orificio para poder enjuagar por completo las soluciones del cabello.

APLICACIÓN

EN DVD ▶

Después de la consulta, póngale la capa a la clienta, lávele el cabello con champú y córtelo de acuerdo con las instrucciones para el corte gradual horizontal.

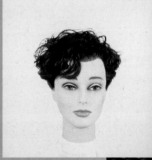

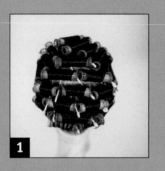

PROCEDIMIENTO

1. Para crear un estilo ondulado, enrolle el cabello como si estuviera colocando ladrillos, desde el vértice superior de la cabeza hacia la zona del hueso occipital, hasta que el cabello ya no alcance para enrollarlo en un rollo grande.

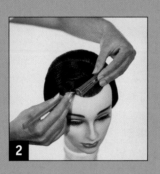

2. Comience por la línea de nacimiento del cabello en la parte delantera, saque un mechón y coloque el rollo de un solo diámetro, tal que le sirva de guía. Trace una raya a través del panel moldeado. Levante para no interferir con el resto de la sección moldeada. La base será de aproximadamente un diámetro de ancho, en la línea delantera de nacimiento del cabello y luego se extenderá hacia atrás.

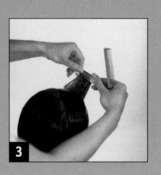

3. Sujetando el cabello en un ángulo de 45 grados por encima del centro de la base, enróllelo hasta que el rollo quede en la base.

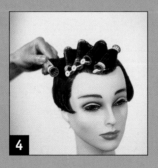

4. A medida que continúa, tome secciones de la base con un área externa que sea un poco más ancha que el área interna. Al comenzar a transitar por la curva de la cabeza, saque los mechones directamente de la base. Esto creará un volumen de la base levemente menor a medida que pasa hacia los largos de menor extensión.

5. En el área que se encuentra por encima de la oreja, entreteja la sección tal como se muestra en la imagen. Enrolle la parte superior de la sección entretejida para que descanse sobre la base. Trate de mantener un patrón de ondas grandes y amplias, a fin de armonizar con los largos no entretejidos del perímetro. Si el largo no se enrolla en el rollo que ha estado usando, haga el entretejido en la sección que se encuentra justo por encima de él. Repita el procedimiento en el otro lado.

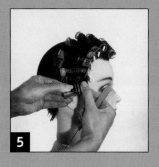

6. Haga de cuenta que está colocando ladrillos por toda la coronilla y la parte trasera. Cuando llegue a los largos del perímetro que son más cortos, utilice nuevamente la técnica de entretejido para enrollar la última fila de rollos.

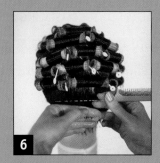

7. Coloque los rollos en esta última fila a lo largo de la parte superior de la sección entretejida. Sujételos con la horquilla.

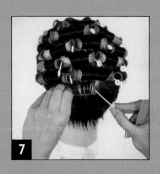

8. El enrollado para ondulado se ve así.

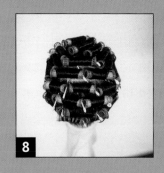

9. En el peinado terminado, observe de qué manera la textura acentúa la forma y ayuda a tener un contorno direccional a la longitud del cabello, para facilitar el peinado.

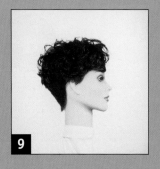

DESCRIPCIÓN GENERAL

Una idea que se vende muy bien y que muchas clientas desean para lucir textura consiste en la "textura à la carte". Esto es: dar textura sólo en las áreas en las cuales la clienta necesita o desea un poco de refuerzo, elevación y movimiento. En esta forma de capas corta, por ejemplo, se introdujo textura sólo en el área de la coronilla. Hemos seleccionado una técnica de formación de ladrillos dentro de una forma en diamante que refleja y complementa las líneas del corte de cabello.

Comience el procedimiento estudiando los patrones de crecimiento naturales en el área de la coronilla y determinando cuáles son las áreas más indicadas para iniciar y terminar el enrollado. A continuación, distribuya el cabello alrededor de la región curvada de la cabeza desde un área giratoria en la parte superior de la coronilla, donde deberá comenzar el movimiento.

APLICACIÓN

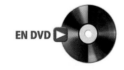

EN DVD ▶

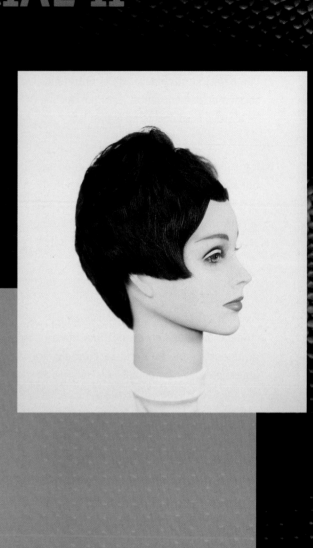

PROCEDIMIENTO

1. Trace una raya en zigzag como base para prepararse para el enrollado.

2. Utilizará rollos de diámetro muy grande en este enrollado para que se mezclen suavemente con los mechones sin ondular de su alrededor. Enrolle el primer rollo dentro de la forma de diamante. Continúe separando y enrollando rollos de fila en fila con la técnica de formación de ladrillos.

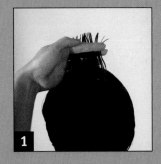
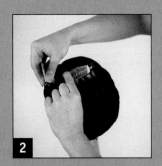

3. Continúe la formación de ladrillos dentro de la forma de diamante. El enrollado disminuye en el área occipital superior.

4. Fíjese en el enrollado ya terminado en toda el área de la coronilla dentro de la forma de diamante. Todas las rayas base se trazaron en zigzag. El área de enrollado se protege con algodón para resguardar el cabello de alrededor (sin ondular) de la solución para ondular. Puede aplicar crema acondicionadora al cabello para delinear el área enrollada antes de colocar el algodón, y para dar protección adicional.

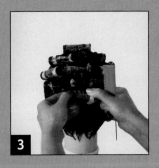
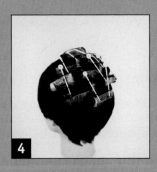

5. Este estilo terminado es un ejemplo perfecto de "textura à la carte". El volumen parcial en la coronilla equilibra el estilo y se adapta al rostro de la clienta y a la forma de la cabeza. Es una manera muy moderna de hacer el enrollado y le permite ofrecer textura a clientas que no quieren ondularse el cabello por completo.

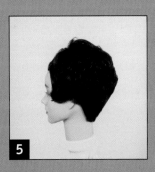

IMAGINACIÓN

La aplicación de esta técnica a diferentes largos, colores y cortes ofrece un sinfín de posibilidades. Deje volar su imaginación.

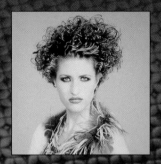
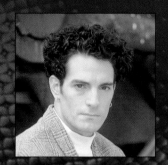
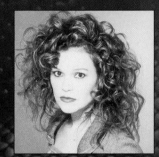

TÉCNICA DE FORMACIÓN DE LADRILLOS Y EN ESPIRAL

DESCRIPCIÓN GENERAL

La formación de ladrillos es una técnica clásica de enrollado o colocación de las herramientas para producir ondulados. Crea un flujo suave de movimiento porque las rayas de la base se acomodan de fila en fila. En este estilo, transformamos el corte recto horizontal a la altura del hombro para crear patrones de ondas lujosos, movimiento y dimensión.

Las técnicas de formación de ladrillos y en espiral son fundamentales para crear una gran variedad de efectos de textura. Las técnicas son las mismas ya sea que se quieran movimientos direccionales, en curvatura o rectos.

La técnica del enrollado supone la rotación de la herramienta para envolver el cabello de

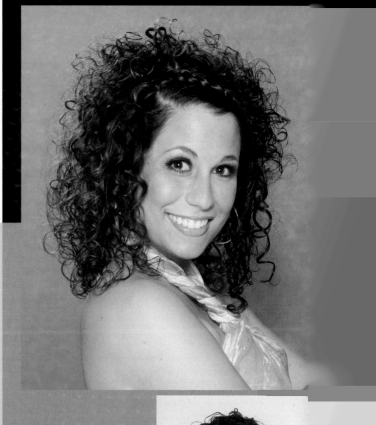

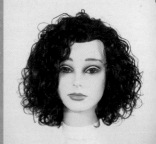

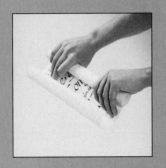

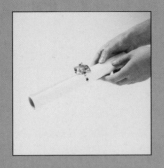

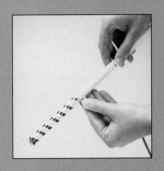

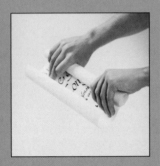

manera uniforme (como si enrollara un diploma o un pergamino). Extienda el cabello de manera uniforme a lo largo de la herramienta y enróllelo suavemente hacia la base. Esto crea una ondulación fuerte. La técnica de la espiral supone retorcer un mechón de cabello a lo largo de la herramienta de un extremo al otro (como si estuviera enrollando una cinta alrededor de un clavo). Esto crea una textura elongada que se ve muy natural.

APLICACIÓN

EN DVD ▶

Después de la consulta, póngale la capa a la clienta, lávele el cabello con champú y córtelo de acuerdo con las instrucciones para el corte recto horizontal.

PROCEDIMIENTO

1. Comience el procedimiento de enrollado separando el cabello por la raya del lado que resulte natural, curvándolo hacia el centro de la coronilla.

2. Comience en el centro de la coronilla y haga una raya vertical en el centro y hacia abajo. Haga una raya horizontal desde el área occipital hasta el centro de la parte trasera de la oreja en ambos lados y subdivida el área de la nuca.

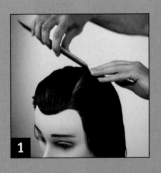

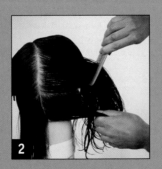

3. Comience en la parte superior central de la sección de la nuca colocando el rollo y separando según la longitud y el ancho del rollo (de un solo diámetro).

4. Peine el cabello hacia afuera desde la raya en la base. Coloque dos papelillos en las puntas para prepararlo para enrollar el cabello suavemente. Este es un método de papelillo de extremo doble.

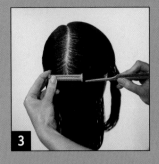
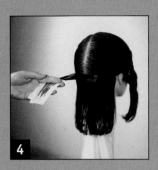

5. Coloque el rollo en las puntas y comience a enrollar el cabello suavemente hacia la base, manteniendo el mechón recto en relación a su base.

6. Asegure la banda y el tapón en el rollo al llegar a la base.

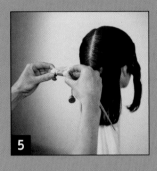
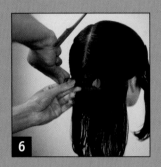

7. Continúe enrollando los mechones a cada lado de este rollo central. Use la longitud del rollo y la cantidad de rollos necesarios para completar esta fila.

8. Compense la posición del rollo en la fila siguiente a partir del rollo central superior. Esto asegurará que no haya divisiones entre las filas. Ajuste la longitud del rollo según sea necesario para adaptarse al tamaño de la cabeza de la clienta, la línea de nacimiento del cabello, etc.

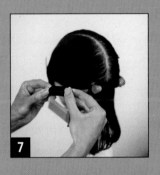
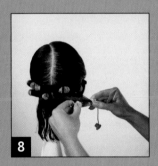

9. Complete la técnica de formación de ladrillos en el área de la nuca. Coloque horquillas en las bandas. Pase la banda encima del rollo antes de colocar la horquilla.

10. En el área de la nuca se puede ver la formación de ladrillos en sentido horizontal.

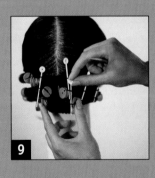
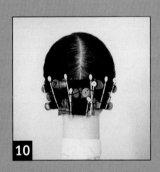

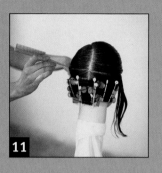

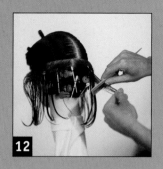

11. Divida subsecciones de 1 pulg. de ancho para hacer espirales con rollos verticales desde el centro hasta la línea de nacimiento del cabello, adelante. El ancho de 1 pulg. puede variar de acuerdo con la cantidad de elevación deseada de la base.

12. Divida secciones base que sean aproximadamente del ancho del rollo. Peine los mechones en diagonal hacia afuera de la base y prepárese para hacer las espirales en el cabello.

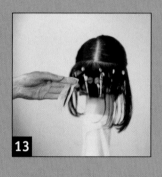

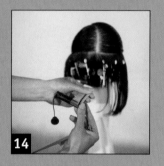

13. Doble el papelillo a lo largo sobre las puntas.

14. Coloque el extremo del rollo en las puntas del cabello y enrolle por lo menos una vuelta y media para asegurarlas. Fíjese cómo el extremo en el que se asegurará el rollo apunta hacia abajo.

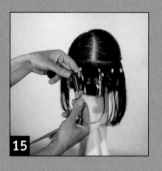

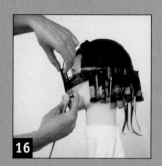

15. Con las puntas aseguradas, haga una espiral con el mechón en el rollo. Asegure el rollo en la parte inferior al llegar a la base.

16. Continúe usando este método de hacer espirales con rollos trabajando hacia el lado del área de nacimiento del cabello, adelante. Mantenga secciones uniformes a medida que hace las espirales.

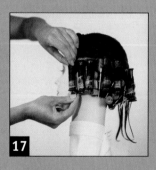

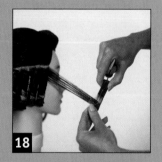

17. Asegure el rollo al final. Continúe con el otro lado de esta sección.

18. Siga el mismo procedimiento de hacer espirales a lo largo del rollo, manteniendo una posición levemente diagonal.

19. Continúe dividiendo el cabello a medida que trabaja en subsecciones de 1 pulg.

20. Trabajando alrededor de la curvatura de la cabeza, preste atención a la distribución a partir de la curva de la cabeza. Sostenga el cabello hacia afuera en diagonal antes de enrollar la espiral.

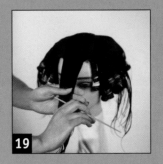 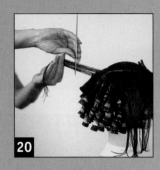

21. Asegure las puntas del cabello (una vuelta y media o dos) en un extremo del rollo y luego proceda a hacer espirales a lo largo del rollo.

22. Mantenga una diagonal leve en el rollo a medida que enrolla la espiral hacia la base y antes de sujetarlo.

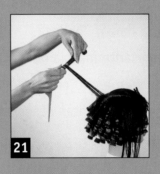 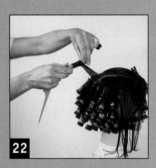

23. Trábelo para asegurarlo.

24. Continúe subdividiendo a medida que trabaja hacia arriba.

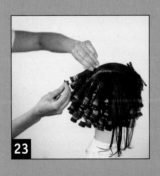 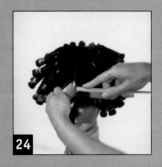

25. Fíjese cómo está colocado el rollo para permitir trabarlo en la parte inferior. Fíjese cómo cada fila de rollos se superpone con las secciones anteriores.

26. ¡Imagínese todas las posibilidades! Esta técnica se puede adaptar para crear una gran variedad de estilos. La textura terminada crea dimensión y agrega movimiento dinámico al corte recto del cabello.

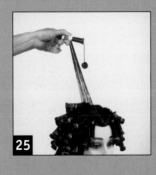 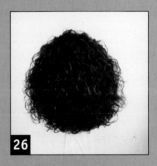

VARIANTE:
TÉCNICA DE FORMACIÓN
DE LADRILLOS Y EN ESPIRAL I

DESCRIPCIÓN GENERAL

En esta textura terminada, una cabeza llena
de rizos sensuales crea un efecto altamente
cinético, lo que se podría llamar "belleza
en movimiento". La interesante mezcla de
cualidades de textura de este estilo crea un
look muy natural que muchas clientas desearán.

APLICACIÓN

EN DVD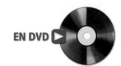

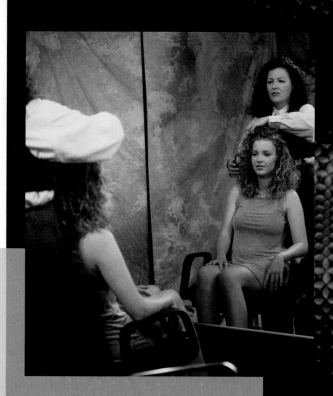

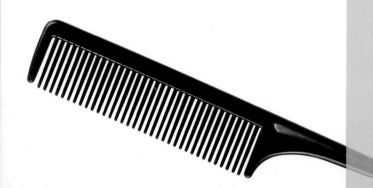

PROCEDIMIENTO

1. El cabello largo, grueso y espeso de la clienta nunca ha recibido tratamientos químicos. Para lograr el estilo deseado, hacemos espirales con los largos del cabello para crear un volumen completamente explosivo y una textura con mucho movimiento.

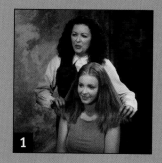

2. En el enrollado terminado, fíjese cómo alternan dos diámetros de rollos diferentes y cómo están colocados. El diámetro del rollo blanco es menor que el diámetro del rollo más grande. Este rollo más pequeño se enrolla horizontalmente en toda la cabeza para alternar con paneles de rollos en espiral colocados verticalmente para agregar textura, fuerza y definición.

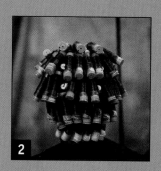

3. Haga espirales en todo el primer panel en la misma dirección, luego suelte la siguiente sección a enrollar midiendo esta sección de acuerdo con el diámetro del rollo más pequeño. Comenzando en la parte central trasera, distribuya el cabello en línea recta desde la base y enróllelo horizontalmente desde las puntas hasta la base.

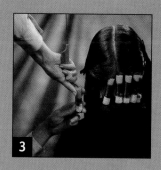

4. Sujete el rollo en la base y enrolle el resto de esta sección horizontalmente. Extienda el siguiente panel de 2 pulg. al área lateral. Todos los rollos de este panel están en espiral y puestos unos encima de otros, lo que quiere decir que hay que levantar los de arriba para aplicar loción a los rollos de abajo.

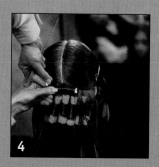

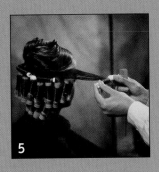

5. Continúe alternando horizontalmente con rollos en espiral colocados verticalmente dentro de los paneles.

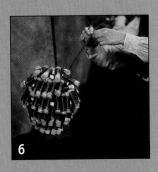

6. Tome secciones de la parte superior de la cabeza y distribuya el cabello hacia arriba y hacia afuera de la base. Ajuste el tamaño de los rollos y las posiciones a medida que se acerca a la línea de nacimiento del cabello, adelante, para satisfacer el gusto de la clienta. En el área de la línea de nacimiento del cabello, adelante, enrolle los rollos más pequeños hacia adelante para crear más movimiento y enmarcar el rostro.

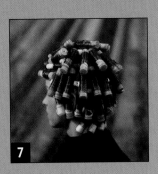

7. El enrollado completo muestra la variedad de tamaños y posiciones de los rollos. Fíjese de qué manera la alternancia en el área superior de la cabeza cubre la parte superior, no alrededor de la curva como hizo alrededor del área externa.

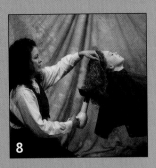

8. Aplique un fijador y acondicionador en espuma y, con un difusor, haga que la clienta eche la cabeza hacia atrás para que el cabello caiga libremente. Levante el cabello hacia arriba con suavidad hasta el difusor y masajéelo, levántelo y sepárelo con suavidad en la medida de lo necesario, pero no lo estruje.

VARIANTE: TÉCNICA DE FORMACIÓN DE LADRILLOS Y EN ESPIRAL II

DESCRIPCIÓN GENERAL

La técnica de la espiral y de formación de ladrillos que se utilizó en el corte recto más largo, se utiliza aquí en un estilo más corto para crear rizos esponjosos y naturales. En el siguiente estilo, el resultado de la textura se creó sobre una variante del corte recto con graduación a la altura de la mandíbula.

APLICACIÓN

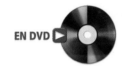 EN DVD ▶

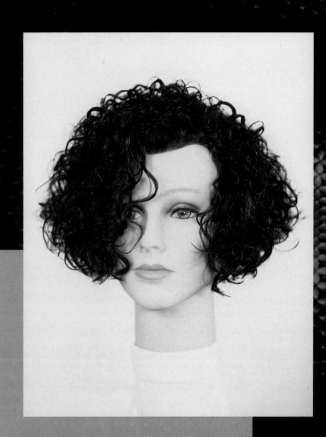

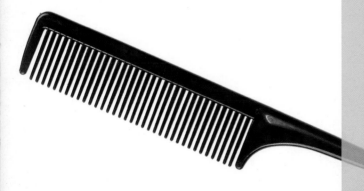

87

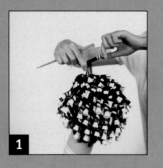

PROCEDIMIENTO

1. Use la misma técnica que se explicó anteriormente para realizar el trabajo. Mantenga parejos la distribución del cabello y las posiciones de los rollos a medida que avanza.

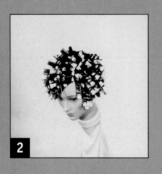

2. Ajuste de acuerdo con la raya natural, de ser necesario. Aquí, use horquillas para mantener los rollos alejados de la frente y darle comodidad a la clienta.

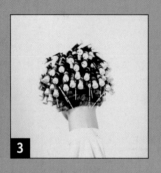

3. Ajuste el tamaño de los rollos, la longitud y el patrón según el resultado deseado.

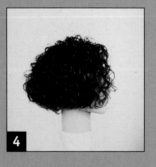

4. La técnica de la espiral puede ser muy eficaz en cabellos cortos, en especial en las formas rectas y graduadas: crea un efecto de rizos naturales.

DESCRIPCIÓN GENERAL

La técnica de la espiral se utiliza aquí en el corte de cabello de pocas capas para mejorar el volumen en todo el estilo. Esto muestra la versatilidad de la técnica de la espiral: que se puede adaptar a todos los largos de cabello. En este ondeado, usará rollos flexibles blandos para realizar espirales en el cabello. Estos rollos vienen en diversos diámetros y longitudes. Ajuste de acuerdo con la longitud del cabello y los resultados que busca. En este caso, se utiliza una progresión de diámetros: más pequeños en el área de la nuca, pasando a medianos en la cresta y grandes en la parte superior.

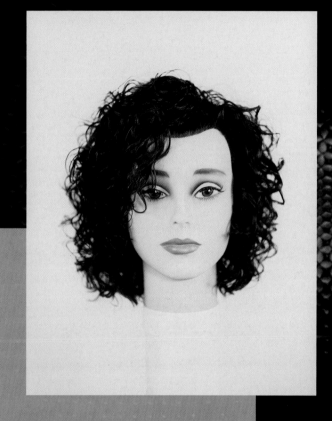

APLICACIÓN

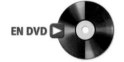

EN DVD

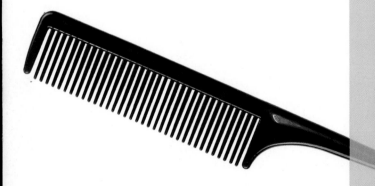

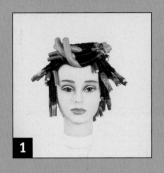

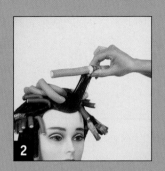

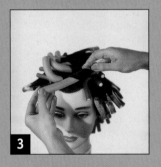

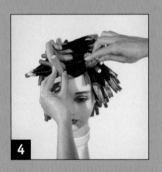

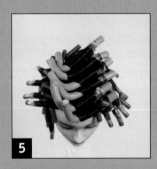

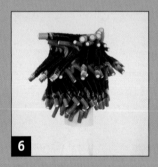

PROCEDIMIENTO

1. Trace rayas diagonales en cada sección para crear una influencia direccional. La dirección se alterna dentro de cada fila.

2. Peine el mechón en diagonal desde la base de la cabeza. Asegure las puntas del cabello al extremo de la herramienta haciendo girar o enrollando las puntas de una vuelta y media a dos vueltas alrededor del rollo.

3. Comience a hacer espirales con los mechones restantes hacia la base.

4. Asegure la herramienta en el área girando el extremo en la dirección opuesta de la que torció el cabello en espiral.

5. , 6. En el enrollado terminado, puede ver la progresión de diámetros de rollos: más pequeños en el área de la nuca, a tamaño mediano alrededor de la cresta a más grandes en el área superior de la cabeza. Las direcciones se alternan de un panel espiralado al siguiente.

IMAGINACIÓN

La aplicación de esta técnica a diferentes largos, colores y cortes ofrece un sinfín de posibilidades. Deje volar su imaginación.

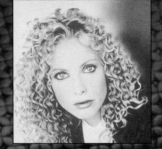
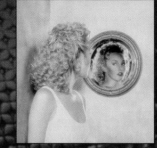
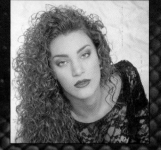

ESPIRAL CON HERRAMIENTA CIRCULAR

DESCRIPCIÓN GENERAL

En este estilo, se apoyará en su técnica en espiral usando una herramienta alargada para cabello extralargo. Así podrá trabajar con rapidez y eficiencia. El servicio de textura se hará sobre la forma recta y muy larga combinada con sutiles capas largas alrededor del frente del corte.

La herramienta circular es ideal para crear una textura elástica, ensortijada y espiralada en los cabellos más largos. Este corte de cabello largo en capas se ha enrollado alternando herramientas cuyo tamaño va en aumento de panel en panel. De esta manera se consigue más movimiento en los mechones de abajo y luego se pasa a una textura más suave, aunque firme de todas formas en la parte de arriba del estilo.

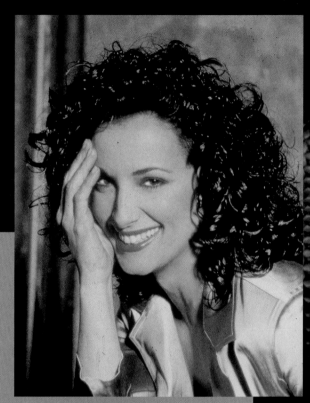

APLICACIÓN   EN DVD ▶

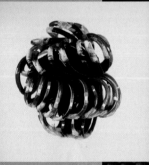

Después de la consulta, póngale la capa a la clienta, lávele el cabello con champú y córtelo de acuerdo con las instrucciones para el corte recto horizontal. Observe que se han añadido capas a los lados.

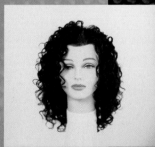

PROCEDIMIENTO

1. Éste es el enrollado terminado. Trabaje con la formación de ladrillos en las secciones de la base verticales y alargadas dentro de cada panel.

2. Comience el enrollado en la nuca. Separe un panel de unas 2 ½ pulg. y de oreja a oreja. Separe las secciones de la base verticales del mismo diámetro del rollo que está usando. Para enrollar en espiral, asegure las puntas del cabello, aplicando un único papelillo en las puntas doblado a lo largo, luego enrollándolo una vez y media o dos para que las puntas se adhieran al rollo. Con las puntas aseguradas, comience a enrollar en espiral a lo largo del rollo, trabajando hacia la base.

3. Mantenga la tensión pareja desde las puntas hasta la base. Asegure el rollo trabando los extremos entre sí. Éste será el proceso que se usará en toda la cabeza.

4. Aquí se ve el panel de la nuca completo.

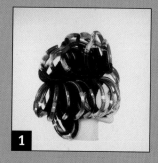

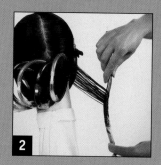

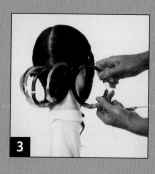

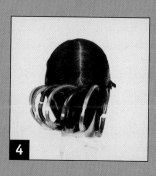

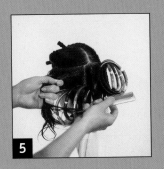

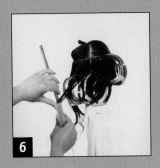

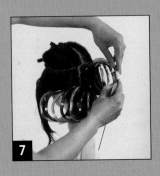

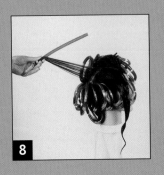

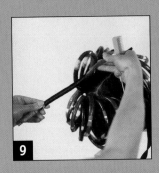

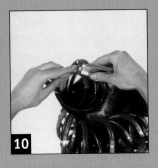

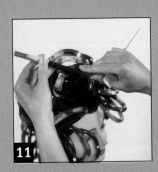

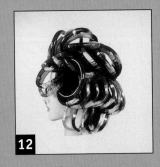

5. Divida el segundo panel arriba del primero. Comience el enrollado del lado opuesto al que comenzó el primer panel y trabaje en la dirección opuesta a la que usó en el primer panel.

6. Asegure las puntas del cabello enrollándolas a lo largo de un extremo del rollo una vez y media o dos veces y luego enrolle en espiral a lo largo de la longitud del rollo. Mantenga la tensión pareja desde las puntas hasta la base.

7. Asegure el rollo trabando los extremos entre sí. Siga trabajando alrededor de la cabeza.

8. Pase al panel que rodea la cresta y continúe con la misma técnica, pero agregue otro tamaño de rollo más grande a la combinación. Se alterna con el rollo más grande de los dos del segundo panel.

9. Dentro de este panel, trabaje hacia el lado opuesto, en la dirección opuesta a la del panel anterior. Asegure las puntas y enrosque en espiral hacia la base con tensión pareja. Observe el ángulo para crear la espiral en el cabello.

10. Trabe el rollo y trabaje hacia el lado opuesto.

11. En la parte más alta de la cabeza, comience a hacer las espirales de los mechones desde la coronilla hacia adelante. Observe el ángulo del rollo: es importante para asegurar una tensión pareja sobre el cabello.

12. Otra vista del enrollado terminado, en la que se aprecia la progresión de tamaños de rollos siguiendo un diseño alternado desde la nuca hasta la parte superior de la cabeza. La dirección de los rollos también se alterna de un panel al otro. Estas técnicas crean una textura natural que mezcla el movimiento y la dirección.

VARIANTE: TÉCNICA DE SUPERPOSICIÓN

DESCRIPCIÓN GENERAL

Esta es una manera rápida de enrollar los mechones internos para crear ondas. Deberá alinear los rollos uno encima del otro, ubicando dos rollos a lo largo de cada mechón de cabello.

APLICACIÓN

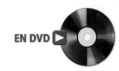

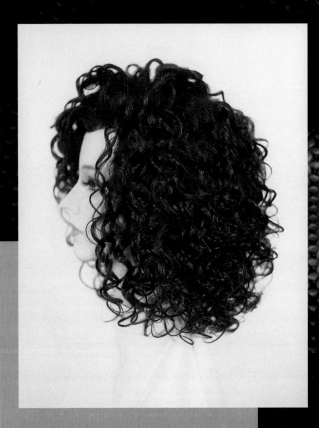

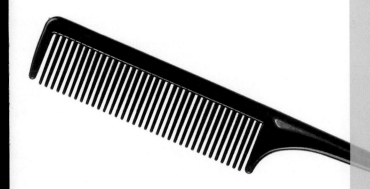

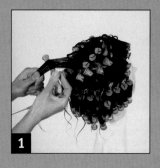
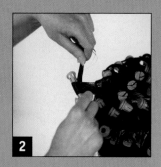

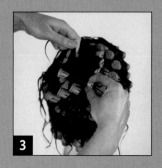
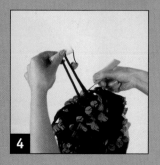

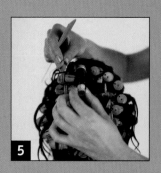
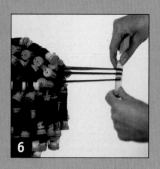

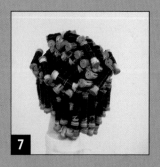
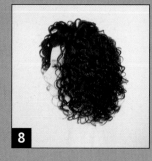

PROCEDIMIENTO

1. El perímetro de este cabello ha sido enrollado con una técnica convencional en espiral. En la parte interna, separe las secciones de la base que coincidan con el ancho y el diámetro del rollo que esté usando. Coloque el rollo a la mitad del mechón.

2. Enrosque las puntas alrededor del rollo hacia un lado.

3. Comience el enrollado hacia la base, dejando que los extremos sigan el movimiento libremente.

4. Coloque dos papelillos en las puntas y ubique un rollo para enrollarlo desde las puntas hacia la base. Este rollo estará en la parte superior de los rollos en la base. Use la cola del peine para asegurar los rollos de la base y ajustar la tensión antes del enrollado.

5. Enrolle el rollo, déjelo que quede sobre los rollos de la base. Sosténgalo directamente desde la base a medida que enrolla.

6. Es posible unir y enrollar tres mechones de extremos, según el largo del rollo que esté usando y el área en la que esté trabajando.

7. En este caso, se trabajó con una espiral convencional en el perímetro mientras que en el interior se usó una alineación doble. Esta técnica se adapta bien al cambio de diámetros entre la base y los rollos de los extremos.

8. Aplique la técnica de enrollado de doble alineación para lograr estilos con textura voluminosa en los cabellos más largos.

IMAGINACIÓN

La aplicación de esta técnica a diferentes largos, colores y cortes ofrece un sinfín de posibilidades. Deje volar su imaginación.

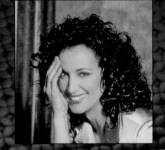
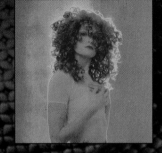
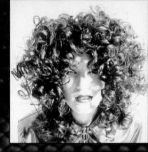
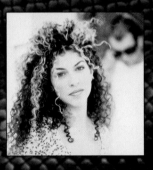
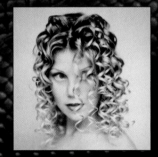

ALINEACIÓN ANGULAR

DESCRIPCIÓN GENERAL

Un peinado alineado en ángulo nos permite prolongar su forma sin acentuar la propensión hacia afuera de la forma. Esto se logra poniendo la textura exactamente donde la necesitamos: por lo general, debajo o a lo largo de los bordes de la forma del corte.

La clave de todos los servicios de textura es realzar la forma del corte. El corte de alineación angular es especial y sólo debe modelarse el cabello para rizar u ondular las puntas o los mechones de abajo. Esto es útil para las mujeres que prefieren la textura del cabello lacio, pero les gustaría tener algo de volumen o más cuerpo, o tal vez más firmeza en las puntas para el secado con secadora o el rizado con pinza.

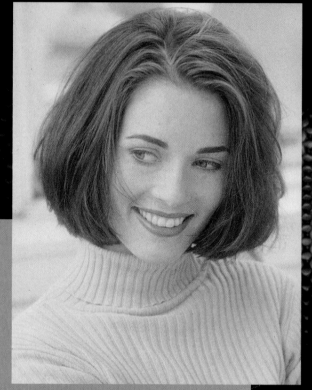

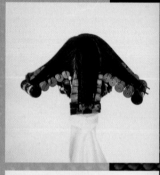

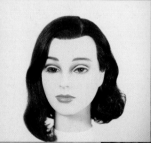

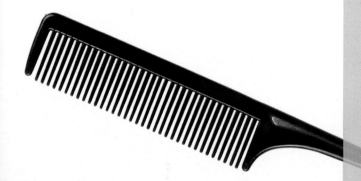

APLICACIÓN

EN DVD ▶

Después de la consulta,
coloque la capa a la clienta
y luego lávele el cabello
con champú y haga el corte
según las instrucciones
del corte recto en diagonal
hacia adelante.

PROCEDIMIENTO

1. En el enrollado terminado, los paneles se enro-
llan para alinearse en ángulo alejándose de la
cabeza. Para determinar el ángulo, estire un
mechón de arriba hasta el área de alineado y
enróllelo una vuelta y media o dos para doblar
las puntas.

2. Primero, coloque los rollos en formación de
ladrillos en el área de la nuca. Dentro de los
paneles individuales, los tamaños de los rollos
progresarán de mediano a extragrande.

3. , 4. Para este enrollado, trabaje desde el lado y
divida los paneles en los que va a apilar rollos;
deben tener el ancho del rollo. Puede medir
el ancho de los paneles a lo largo de la parte
inferior, donde comenzará la alineación. Ajuste
por el interior, según la curva y el tamaño de
la cabeza de la clienta. ' Divida el área de la
nuca desde la parte superior de las orejas a cada
lado; el enrollado se hará en formación de ladrillos.

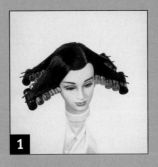

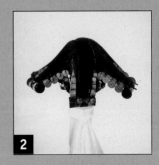

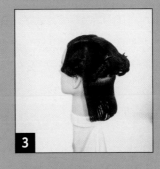

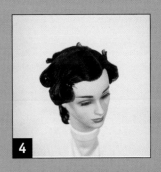

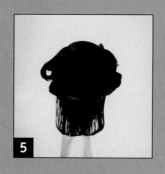

5. Los paneles le dan la vuelta a la curva de la cabeza, en la parte de arriba.

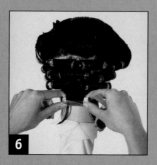

6. Enrolle el área de la nuca sacando el cabello directamente desde la base, para que los rollos queden a media base. Use rollos medianos y largos para adaptarse al área. Cuando complete la nuca, coloque horquillas para sujetar bien los rollos y evitar marcas de bandas en el cabello.

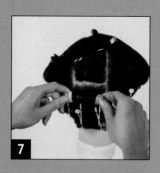

7. Comience la alineación angular en los paneles traseros. Enrolle un rollo grande desde las puntas hasta la base a lo largo de la parte inferior del panel. Separe un mechón para un solo diámetro, sáquelo perpendicularmente de la base y enróllelo de modo que el rollo quede ubicado a media base.

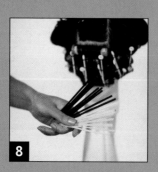

8. Puede usar palillos plásticos o de madera para ubicar los rollos en ángulo y alejándose de la cabeza.

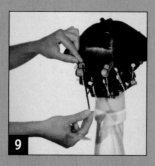

9. Antes del enrollado de un panel, dirija los mechones de la parte superior del panel hacia abajo, en dirección a las zonas de la alineación para medir el ángulo de alineación. Enrolle un segundo rollo y ubíquelo, dejándolo caer por encima del primer rollo que colocó y después debajo de éste. Ubique los palillos por debajo y a través de las bandas en las zonas exteriores del rollo a cada lado.

10. Siga trabajando hacia arriba por todo el panel. Peine y distribuya el cabello con suavidad a través de los palillos.

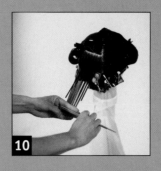

11. Coloque dos papelillos en las puntas. Ponga un rollo grande (observe la progresión en el tamaño de los rollos) y enróllelo hacia arriba para que quede ubicado debajo de los palillos. Tome la banda y el tapón y estírelo por encima de la parte superior de los palillos para asegurar el rollo a los palillos en el ángulo predeterminado.

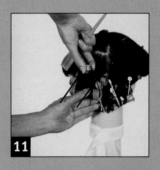

12. Siga enrollando mechones hasta que todos estén alineados en ángulo a lo largo del perímetro. Debe usar el rollo más grande aquí para completar la progresión del movimiento de textura.

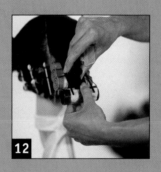

13. Aplique esta misma técnica en todos los paneles. Durante el proceso de neutralización, vuelva a llevar a la clienta al lavabo y, con una suave presión, enjuague el cabello y séquelo con la toalla dándole toquecitos suaves. Vuelva a alinear según sea necesario.

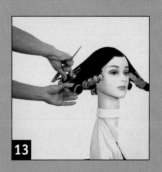

14. La textura terminada brinda una versatilidad increíble para la clienta, que disfruta de un diseño elegante, pero desea controlar el perímetro donde cae el peso del cabello.

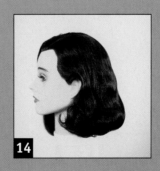

IMAGINACIÓN

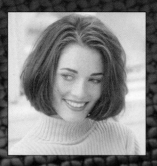

La aplicación de esta técnica a diferentes largos, colores y cortes ofrece un sinfín de posibilidades. Deje volar su imaginación.

DESCRIPCIÓN GENERAL

En este estilo, una técnica interesante crea un movimiento de ondas alternadas a los lados. Despeja el cabello del rostro y logra un volumen muy codiciado desde el interior que fluye hacia arriba y hacia adentro en dirección al centro.

Lo especial de este peinado es la forma en que se colocan los instrumentos en V. Se consigue un movimiento controlable y volumen en esta zona, algo muy efectivo especialmente en cabellos cortos. El enrollado en V se usa en los lados para lograr ondas alternadas que fluyan para conseguir rizos de forma libre en la parte de atrás. Allí deberá usar la formación de ladrillos.

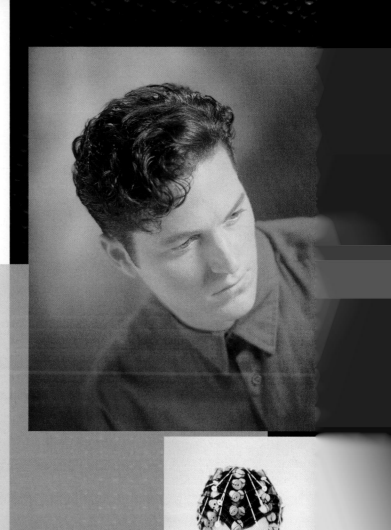

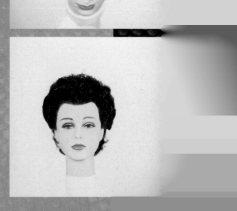

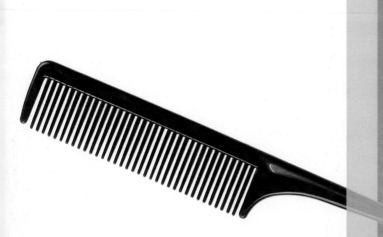

APLICACIÓN

EN DVD ▶

Después de la consulta, póngale la capa a la clienta, luego lávele el cabello con champú y córtelo según las instrucciones del corte rebajado.

PROCEDIMIENTO

1. , 2. En el enrollado, los rollos se colocan a través de la parte superior en forma de V, para que el cabello se levante y la frente quede despejada. A los lados, coloque paneles con rollos ubicados a lo largo de secciones diagonales opuestas.

3. Comience a separar secciones en el área interior de los lados y la parte de atrás. Use rollos más cortos ubicados en V en la línea de nacimiento del cabello, adelante, para determinar el ancho de la sección de la parte de arriba.

4. Trabaje de la frente hacia la coronilla.

5. En la coronilla, separe una sección central y horizontal para completar la sección superior.

6. Divida los lados en secciones, prolongando la raya a través de la coronilla y hasta la parte de atrás de la oreja.

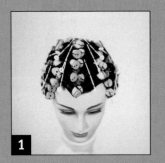

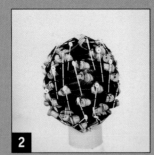

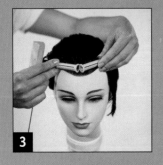

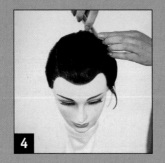

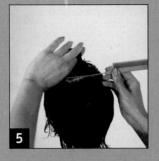

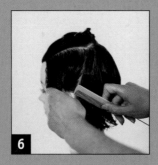

7. Para comenzar a enrollar, divida el área superior verticalmente por el centro.

8. Separe una base de un diámetro del tamaño de rollo que esté usando (en este caso, un rollo mediano).

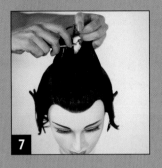 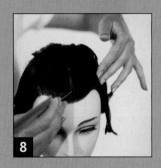

9. Enrolle este mechón para ubicarlo sobre la base. Para ello, debe distribuir el cabello a 45 grados por encima del centro de la base.

10. Enrolle el primer rollo en la línea de nacimiento del cabello del otro panel. Observe cómo surge la distribución en V. Este será el procedimiento que usará para colocar los rollos en la parte superior, alternando entre un panel y otro a medida que enrolla el cabello hacia la coronilla.

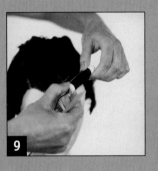 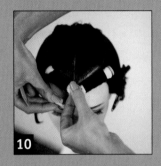

11. Continúe avanzando hacia atrás, en dirección a la coronilla, colocando los rollos en V.

12. Observe cómo se va formando una especie de espiga.

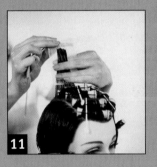 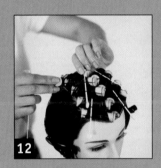

13. Este es el último rollo que colocará dentro de esta área. Enrollará el cabello de la pequeña área triangular hacia atrás cuando aplique la técnica de formación en ladrillos en la parte posterior.

14. Aquí se ve la parte superior terminada. Adapte los tamaños y los largos de los rollos según sea necesario para acoplarse al tamaño y la forma de la cabeza de la cliente.

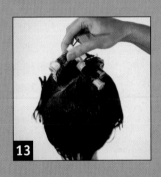 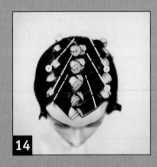

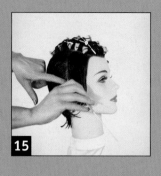

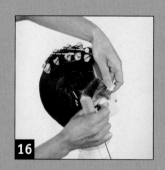

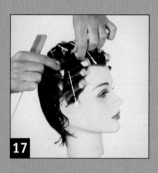

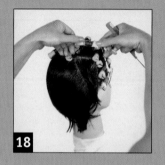

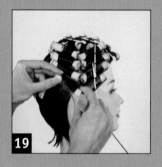

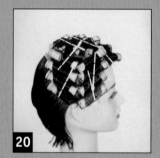

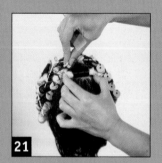

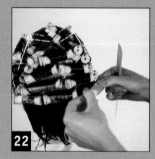

15. Divida los lados en dos mitades.

16. En el panel que está más cerca de la línea de nacimiento del cabello, la dirección debe ser hacia arriba y hacia atrás. Este cabello debe peinarse hacia arriba. Divida una primera base en diagonal, como se observa en la fotografía. Coloque el rollo para ubicarlo en la base; debe enrollar todos los rollos ubicándolos a lo largo de las bases diagonales en todo este panel.

17. Siga dividiendo bases diagonales y enrolle los rollos hacia arriba.

18. En el panel que está directamente detrás del primero, enrolle los rollos hacia abajo a lo largo de las rayas diagonales opuestas a las que usó en el primer panel en los lados. Este cambio de dirección de enrollado a lo largo de las rayas diagonales opuestas es el que permitirá crear las ondas alternadas en los lados.

19. Siga enrollando los rollos en diagonal en todo el panel hasta arriba de la oreja.

20. Aquí se ve el lado completo. Puede observar los dos paneles enrollados en direcciones alternadas. Complete el otro lado usando la misma técnica.

21. En la coronilla, enrolle el primer rollo para comenzar la formación de ladrillos para la parte de atrás. Este primer rollo se ubica en el área triangular que queda sobre la formación en V de la parte superior.

22. Siga colocando los rollos en formación de ladrillos en la parte de atrás, usando la técnica para dar volumen. Ajuste los largos de los rollos según sea necesario para adaptarse al espacio.

23. Al llegar a la nuca, enrolle los rollos hacia arriba y use la técnica de espaciado. Trabaje desde la línea de nacimiento del cabello de la nuca hacia el centro en ambos lados.

24. Con un lado completo, comience a enrollar el otro lado hacia el centro.

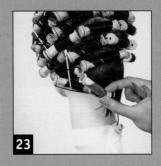
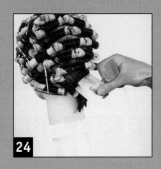

25. Ajuste la raya diagonal y las posiciones de base, así como los largos de los rollos para que alcancen en esta área.

26. Enrolle todos los rollos hacia arriba en esta área perimetral de la línea de nacimiento del cabello para lograr un contorno más próximo a la base, con una textura desalineada en las puntas.

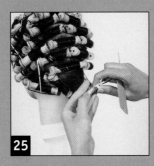
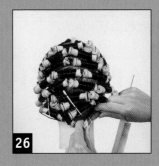

27. Aquí se ve completo el enrollado de formación en ladrillos en la parte de atrás.

28. Desde un lado, puede observar cómo se unen las distintas áreas del enrollado.

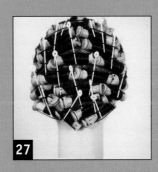
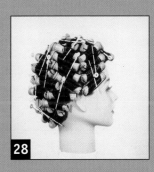

29. El drástico estilo terminado muestra el movimiento direccional, el volumen y la interesante textura que se logran mediante esta técnica de enrollado. En este caso, se aplicó al cabello el producto de estilizado adecuado, peinando los distintos largos para seguir el movimiento direccional alrededor de la parte superior y de los lados mientras se usaba un difusor. Atrás, se usó un difusor para conseguir mayor expansión y movimiento de los rizos. También pueden acentuarse y exagerarse más el estilo y las ondas con gel para estilizar, o bien suavizar el peinado, agregar volumen o lograr un look natural mediante otras técnicas de estilismo.

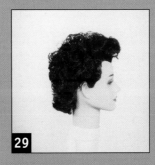

DESCRIPCIÓN GENERAL

Esta textura le permite a la clienta una amplia gama de opciones de peinado y gran versatilidad.

APLICACIÓN

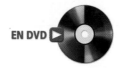

EN DVD ▶

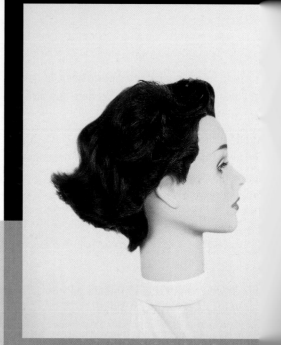

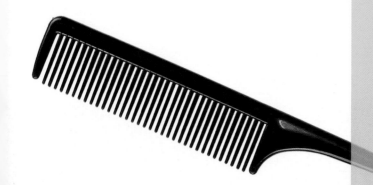

PROCEDIMIENTO

1. , 2. En el enrollado terminado, el cabello deja el rostro despejado en la línea de nacimiento del cabello de adelante, mientras que hay mechones en la parte superior y posterior que se mueven en direcciones alternadas hacia la nuca. No ponga rollos en la zona de la nuca, donde el cabello está corto. La textura producida por los rollos que coloca en la parte posterior se mezclará con la zona de la nuca sin que se note.

3. Separe un panel alrededor de la línea de nacimiento del cabello, adelante, trazando una raya al lado. Divida una zona de base con una raya diagonal. Tome todas las secciones base alrededor de la línea de nacimiento del cabello, de adelante, para despejar el rostro. Enrolle el cabello y déjelo sobre la base, maximizando la elevación de ésta última.

4. La posición de los rollos sobre la base permitirá que el rollo que se sostiene solo, sujete el cabello en la base y se mantenga en su posición. Si fuera necesario, puede colocar un clip o una horquilla. Saque mechones de la base que permitan que el rollo esté colocado dentro de la zona de la base y no atrape el cabello de alrededor.

5. Siga haciendo rayas diagonales paralelas entre sí a medida que avanza a lo largo del panel y alrededor de la línea de nacimiento del cabello, adelante. Controle las puntas del cabello y enróllelas suavemente hacia la base.

6. En la zona de encima de la oreja, cambie a un rollo más pequeño que el que se usó en el panel anterior para adaptarse a los distintos largos.

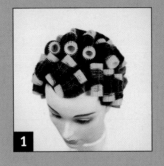
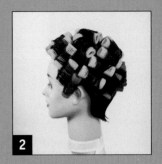
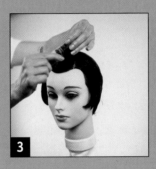
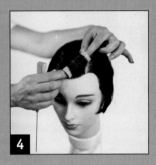
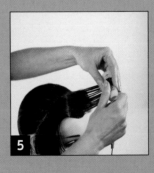
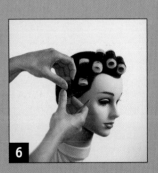

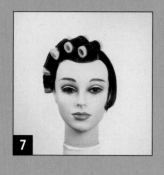

7. Aquí se ve el lado completo de la raya al lado. Los rollos se han llevado hacia atrás, despejando el rostro.

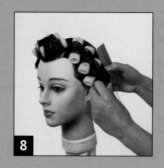

8. Coloque los rollos del otro lado usando la misma técnica. Haga rayas diagonales y enrolle el cabello hacia atrás, despejando el rostro.

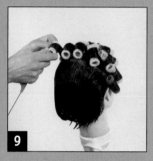

9. En la parte superior de la cabeza, separe un panel en el que enrollará los rollos que se sujetan solos siguiendo rayas diagonales. El movimiento del panel de la línea de nacimiento del cabello, adelante, se mezclará con este panel superior.

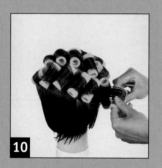

10. Separe el siguiente panel pasando por la zona de la coronilla. Invierta la dirección del panel anterior. Haga una raya en diagonal dentro del panel y enrolle el rollo en paralelo a la base.

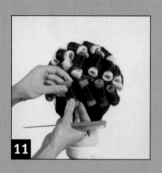

11. Separe el siguiente panel de modo que atraviese la zona occipital. Coloque los rollos en la dirección opuesta a la del panel anterior. Tenga en cuenta que el tamaño del diámetro es más pequeño en este panel para ajustarse a los mechones más cortos.

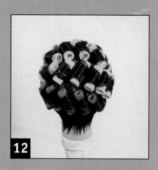

12. Aquí se puede ver el enrollado desde atrás. Tres paneles se mueven en direcciones alternadas desde la parte superior de la cabeza hacia la nuca.

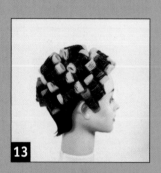

13. En esta vista de perfil del enrollado, se puede ver cómo el movimiento controlado alrededor de la línea de nacimiento del cabello, adelante, fluye hacia los paneles de la parte de atrás de la cabeza.

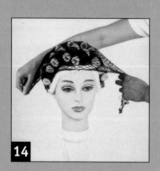

14. Después de saturar los rollos con solución onduladora, cúbralos con una red resistente para asegurarlos en su lugar antes del enjuague.

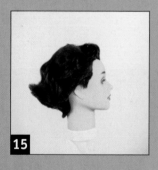

15. El peinado terminado acentúa la forma del corte con un suave movimiento de ondas y la textura le da a la clienta una gran versatilidad para peinarse.

DESCRIPCIÓN GENERAL

El servicio de textura le dará a la clienta una elevación leve y cuerpo. También le dará espesor y volumen en los lados.

APLICACIÓN

EN DVD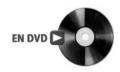

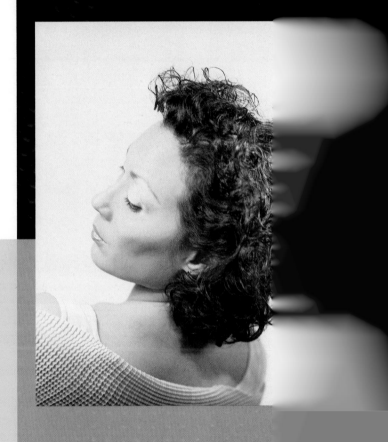

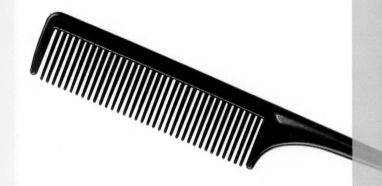

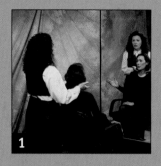

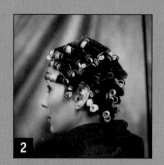

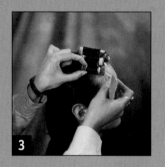

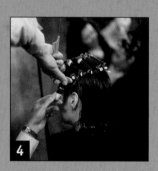

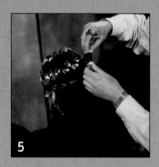

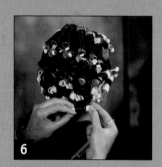

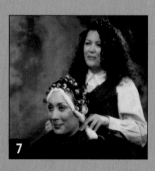

PROCEDIMIENTO

1. Consulte a la clienta qué estilo desea. En este caso, el estilista se entera que la clienta desea un corte de tamaño mediano, graduado y con ondas en una dirección.

2. Comience enrollando el fleco. Moldee una forma de C y luego separe un panel que tenga la profundidad del rollo. Divida las zonas de la base trazando rayas dentro del panel y siguiendo una línea diagonal. Enrolle y coloque los rollos en diagonal.

3. Siga haciendo rayas diagonales dentro del panel, trabajando hacia el otro lado. Enrolle todos los rollos colocándolos a media base, paralelos a la raya de la base.

4. Haga una forma de C a todo lo largo de la cabeza y separe este panel, colocando un rollo en ángulo para medir la profundidad. Comience enrollando por la sien, haciendo una raya diagonal en el panel para un solo diámetro diámetro. Enrolle el rollo y coloque la horquilla para sujetarlo. Siga trabajando en este panel. En el próximo panel, trabaje en la dirección opuesta. Ponga un rollo más pequeño que el usado en el panel anterior.

5. Comience a enrollar en formación de ladrillos en la zona occipital. Vuelva a cambiar a un rollo más pequeño para completar el trabajo.

6. Trabaje en la nuca siguiendo con la formación de ladrillos. Ajuste el largo de los rollos según sea necesario para que entren en este espacio.

7. Coloque una toalla alrededor del cuello y una capa sobre ésta; ponga otra toalla por encima de la capa y sujétela con un broche a la altura del cuello. Aplique crema protectora sobre la piel que está en el perímetro de la línea de nacimiento del cabello. Coloque una banda de algodón alrededor del enrollado. Aplique solución por la parte superior e inferior de cada rollo de modo que todo el cabello quede saturado. Cambie la banda de algodón del perímetro.

IMAGINACIÓN

La aplicación de esta técnica
a diferentes largos, colores
y cortes ofrece un sinfín de
posibilidades. Deje volar su
imaginación.

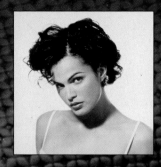
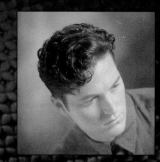

CONSULTA Y ANÁLISIS DE UNA CABEZA VIRGEN PARA ALACIADO PERMANENTE

DESCRIPCIÓN GENERAL

Para hacer un alaciado a un cabello virgen, se alacia el cabello con un producto alaciador y un mínimo de acción mecánica. La manipulación es la clave para lograr un alaciado bello. Esta técnica permite resultados asombrosos si se deja actuar el producto por el tiempo correcto. No obstante, si el producto se deja puesto más de lo necesario, puede haber irritación y malos resultados. Su trabajo consiste solamente en alaciar el cabello con los dedos enguantados o presionando con el lomo del peine. Siempre debe usar guantes para protegerse las manos y aplicar una crema protectora alrededor de la línea de nacimiento del cabello. Después de trabajar con sustancias químicas durante un tiempo, sus manos pueden volverse sensibles y vulnerables a la dermatitis por contacto.

Los alaciadores permanentes afectan al mechón de pelo reorganizando la estructura básica del cabello rizado para convertirlo en cabello lacio. Hay excelentes productos en el mercado, con distintas potencias e ingredientes.

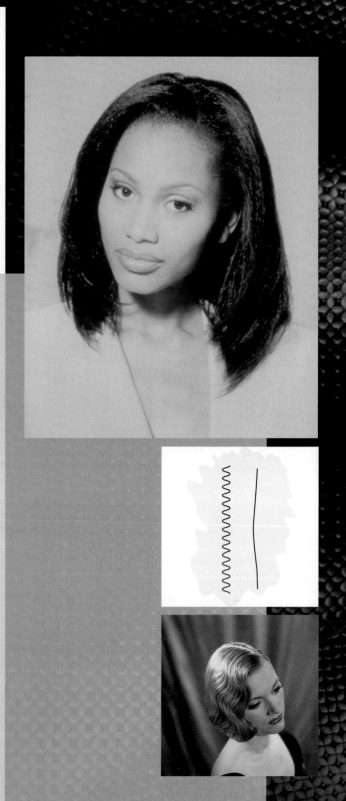

APLICACIÓN

EN DVD ▶

Después de la consulta, póngale la capa a la clienta. Con esta técnica, el lavado con champú y el corte se hacen después.

PROCEDIMIENTO

1. Consulte a la clienta qué estilo desea.

2. Haga una prueba en distintos mechones de la cabeza. Tome un mechón de cabello de la parte superior trasera de la cabeza.

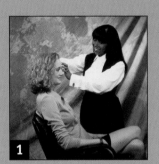
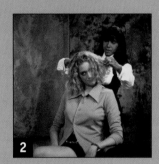

3. Sostenga el mechón con firmeza a la altura del cuero cabelludo y enrósquelo alrededor de uno de sus dedos para estirarlo suavemente. Si el cabello se estira y no regresa a su forma original o si se quiebra, quiere decir que tiene poca elasticidad y no debe alaciarse en este momento. Deslice los dedos por el mechón para comprobar su porosidad.

4. La prueba del mechón le permitirá saber en qué estado está el cabello en relación con la porosidad y la elasticidad, además de si está débil, fuerte, seco o grasoso. También ayudará a decidir qué productos debe recomendar.

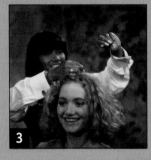
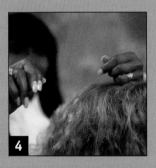

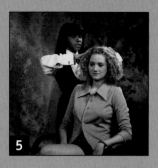

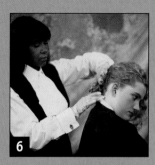

5. Haga la prueba del mechón. Éste será el primer alaciado de la clienta y se usa una técnica distinta cuando se hace un alaciado por primera vez que cuando se hace un retocado.

6. Use guantes cuando aplique el alaciador y aplique una crema protectora alrededor de toda la línea de nacimiento del cabello.

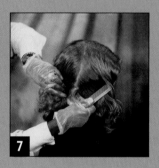

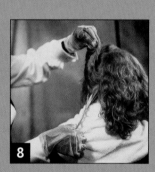

7. Divida el cabello en cuatro secciones, desde la frente hasta el centro de la nuca y de oreja a oreja. Comenzando por la parte izquierda de la nuca, trace rayas horizontales de 1 ½ pulg.

8. Aplique el alaciador con los dedos a una distancia de 1 a 1 ½ pulg. del cuero cabelludo, bajando por todo el mechón de cabello. Trabaje con el mayor cuidado en el trazado de la raya, la aplicación y la distribución del alaciador. Continúe este proceso mientras trabaja hacia arriba en esta sección de cabello. Deje al menos un par de pulgadas de distancia del cuero cabelludo para evitar que el producto llegue ahí.

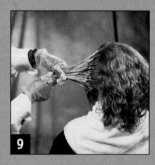

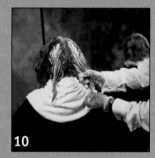

9. Después de aplicar alaciador a la primera sección, tome esta sección y júntela, alaciándola, sin dejar que el alaciador toque el cuero cabelludo. Separe el cabello alaciado del cuero cabelludo.

10. Use la misma técnica en la próxima sección. El tiempo de aplicación y el alaciado inicial deben ser lo más rápidos y eficientes posible. Ya sea que se trate de la primera, la segunda o la tercera vez que trabaja en la cabeza completa, debe aplicar más alaciador a la zona más próxima al cuero cabelludo según sea necesario. Siga los tiempos sugeridos del fabricante en cuanto a aplicación y procesamiento.

11. Aplique el alaciador a la tercera sección del cabello.

12. Siga con la cuarta sección: comience a trazar rayas de aproximadamente 1 ½ pulg. con los dedos. Luego aplique el alaciador hasta las puntas.

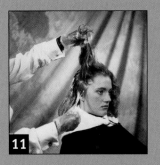 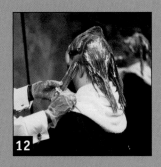

13. Complete la técnica de aplicación con el alaciador.

14. Apriete y alacie la cuarta sección de cabello.

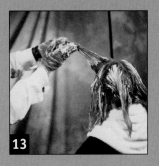 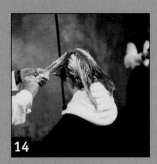

15. Pase a la nuca. Con un peine, tome una sección de 1 ½ pulg. y peine y alacie el cabello. Trabaje con el mayor cuidado. Siga peinando y alaciando el cabello, subiendo por toda la sección. Mientras pasa el peine, reaplique el exceso de alaciador que quede en el peine y siga alaciando.

16. Pase a las secciones siguientes usando la misma técnica con el peine.

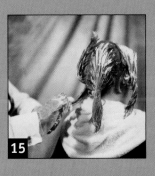 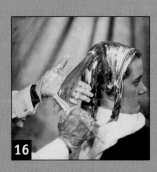

17. Use un peine con cola para poder dividir el cabello con la cola. Después de pasar el peine, quedará un exceso de alaciador; vuelva a aplicarlo al cabello.

18. Pase a la tercera sección. El alaciado es muy importante. El alaciado utiliza el calor de la cabeza para ayudar en el proceso.

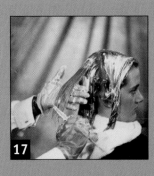 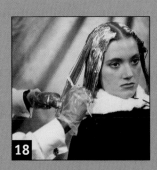

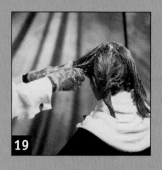
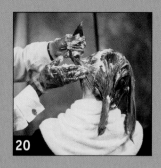

19. Aplique el alaciador hacia el cuero cabelludo y alacie todas las secciones una vez más.

20. Siga alaciando y trabajando por las secciones como se muestra.

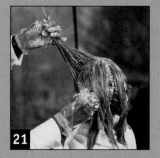
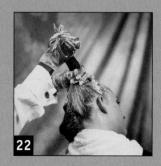

21. El alaciador debe cubrir toda la cabeza a medida que trabaja por las secciones como se muestra.

22. Apriete y alacie las secciones, juntándolas. Como venía haciendo, vuelva a aplicar el exceso de alaciador en la cabeza.

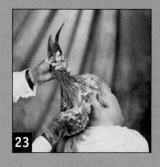
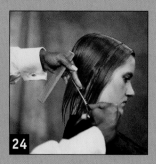

23. Alacie y junte las secciones. El alaciador ya está listo para ser enjuagado.

24. Después del enjuague, corte el cabello al largo y el estilo deseados; en este caso, se hace un corte recto pero con graduación. El cabello que rodea a la línea de nacimiento del cabello se modela luego para formar las ondas.

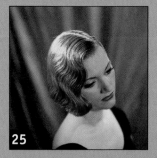

25. El estilo terminado luce ondas suaves y alternadas que enmarcan el rostro y están en armonía con el cabello suave, brillante y sedoso.

IMAGINACIÓN

La aplicación de esta técnica a diferentes largos, colores y cortes ofrece un sinfín de posibilidades. Deje volar su imaginación.

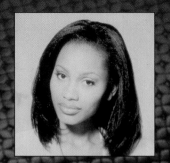
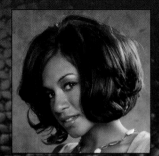
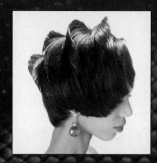

DESCRIPCIÓN GENERAL

Por lo general, los estilistas profesionales prefieren los alaciadores a base de hidróxido de sodio para lograr un alaciado bello. Toda clienta que desee reducir los rizos u ondas es ideal para este servicio.

Unas seis a ocho semanas después del alaciado permanente, habrá crecido nuevo cabello, que tendrá las mismas características que tenía el cabello antes del alaciado. Para que este nuevo cabello quede tan lacio como el resto, debe aplicarse un alaciador. La aplicación de un alaciador permanente sólo al crecimiento nuevo se denomina retocado.

A fines ilustrativos, demostraremos aquí cuatro métodos diferentes de aplicación, en cuatro partes distintas de la cabeza. Cada método exige una aplicación diferente y su propio tiempo de procesamiento; con cada uno quedan al descubierto sus habilidades de presentación y de aplicación de técnica de manera diferente. ¡Sobra decir que la presentación tiene un impacto significativo en sus ganancias!

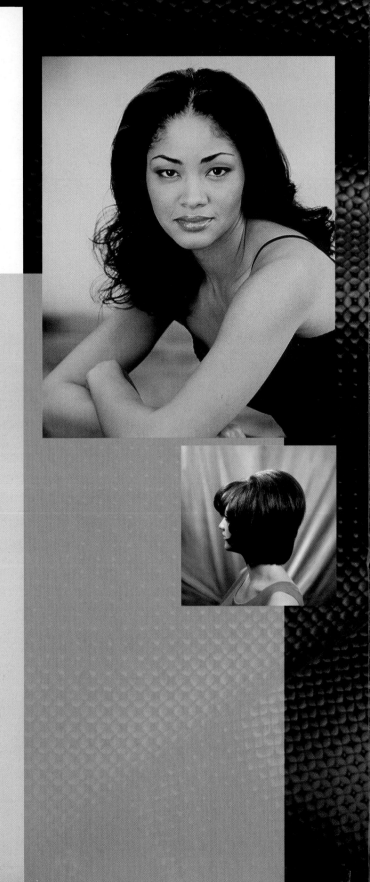

APLICACIÓN

EN DVD ▶

Después de la consulta,
póngale la capa a la clienta.
Más tarde se le lavará y
enrollará el cabello.

PROCEDIMIENTO

1. Prepare a la clienta para aplicarle el alaciador.

2. Divida el cabello en cuatro partes o secciones.

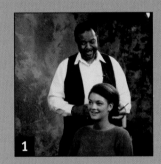

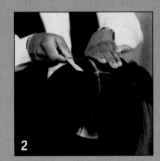

3. En la primera sección, aplicará el alaciador con
el frasco aplicador. Corte la punta del aplicador
en diagonal con una tijera pequeña.

4. Póngase guantes protectores. Sostenga el frasco aplicador invertido y comience a delinear el
contorno. Coloque la punta del frasco aplicador
a ¼ de pulg. del cuero cabelludo. Siga delineando el contorno de la sección. Apriete el frasco
con suavidad para seguir aplicando el alaciador.

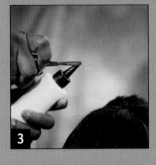

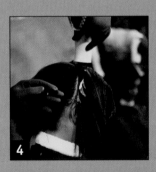

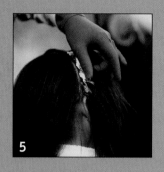

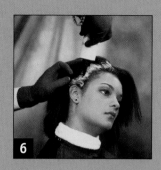

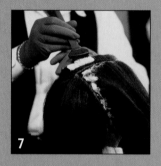

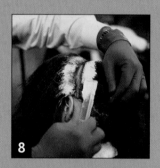

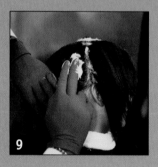

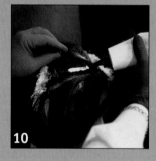

5. Con el pulgar, distribuya el alaciador con cuidado por la zona de cabello crecido. No aplique presión, para evitar que el alaciador atraviese el cabello y se deposite sobre el cuero cabelludo, lo que podría molestar a su clienta.

6. Siga delineando el contorno. Aplique el alaciador alrededor del perímetro exterior de toda la sección, usando la misma técnica de aplicación, con la punta del aplicador hacia abajo.

7. En la segunda sección, comience el proceso de retocado con una brocha aplicadora. Recuerde que el producto debe estar a ¼ de pulg. del cuero cabelludo.

8. En la tercera sección, delinee el contorno y aplique el alaciador para hacer el retocado con un peine de cola. Delinee el perímetro exterior de esta sección aplicando el producto a ¼ de pulg. del cuero cabelludo. Observe con qué esmero y cuidado se hace la aplicación.

9. En la cuarta sección, use una técnica de aplicación con los dedos. (Cuando se usan los dedos no se tiene tanto control; por lo tanto, esta técnica suele usarse en aplicaciones de alaciador sobre cabello virgen.)

10. Regrese a la primera sección y siga trabajando hacia el interior. Haga rayas diagonales de ¼ pulg. a ½ pulg. de espesor para aplicar el alaciador cerca de la base o cuero cabelludo.

11. Continúe con la aplicación, trabajando desde la coronilla hacia la línea de nacimiento del cabello. Aplique el alaciador, luego distribúyalo suavemente con los dedos y repita este proceso a ambos lados de la raya, como se observa en la fotografía.

12. Siga distribuyendo el producto suavemente con el pulgar.

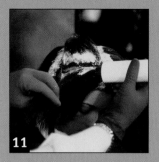 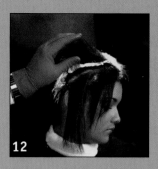

13. Termine la sección. Tenga en cuenta que para aplicar alaciador con un frasco aplicador se emplea la misma técnica que para el tinte: se coloca a ¼ pulg. del cuero cabelludo. Después de que el producto ha estado sobre el cabello durante aproximadamente ocho minutos, el calor del cuerpo debe ablandar el alaciador y acercarlo al cuero cabelludo.

14. La tecnología moderna nos permite trazar rayas, peinar y aplicar productos con una sola brocha. Observe que el retocado del alaciador se inició en la zona delantera de la cabeza. Comience su trabajo en la zona en la que vea que el cabello es más resistente.

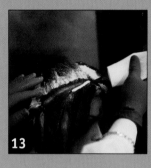 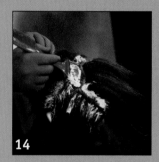

15. En la parte posterior, realice la aplicación con un peine de cola. Trace rayas horizontales, desde la parte superior de la coronilla y hacia abajo, hasta la zona del cuello. Si levanta las secciones hacia la coronilla, el cabello no descansa sobre el cuello.

16. Aplique el producto dentro de la cuarta sección trazando rayas horizontales.

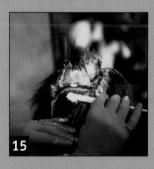 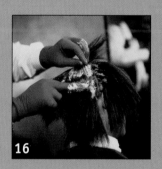

17. Después de haber aplicado meticulosamente el alaciador a base de hidróxido de sodio en las cuatro secciones, revise todas las rayas y asegúrese de que no haya quedado producto sobre el cuero cabelludo.

18. Después de completar la aplicación con el peine, alacie el cabello peinando varias veces con los dientes o el lomo del peine. De esta manera se alaciarán los rizos no deseados.

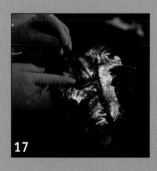 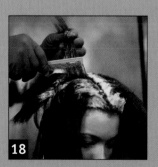

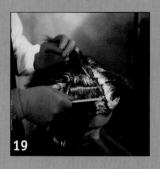

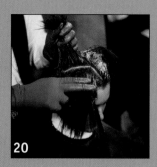

19. Pase los dientes o el lomo del peine de cola por todo el cabello, aplicando una leve presión. Así se alaciará el cabello y se eliminarán los rizos u ondas no deseados. Trabaje por todo el cabello de la cabeza, pasando el peine una o dos veces, según sea necesario.

20. El último paso del peinado del retocado es alaciar el cabello con los dedos. Trabaje en las cuatro secciones usando esta técnica.

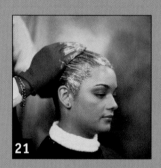

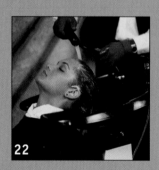

21. Para completar el alaciado, trabaje con todas las secciones juntas a fin de eliminar las rayas muy notorias, especialmente en la parte superior central, algo que puede suceder con algunas clientas inmediatamente después de aplicar el alaciador. Si no se ha logrado el alaciado deseado, tal vez deba aumentar la potencia del producto, cambiar de marca o prolongar el tiempo de procesamiento la próxima vez que regrese la clienta. Registre los datos precisos del resultado de la aplicación.

22. Ajuste el lavabo y la temperatura del agua antes de comenzar a enjuagar el cabello. Comience con las zonas que le causen molestias o, si no hubiera, con la sección de cabello a la que le aplicó el alaciador de primero.

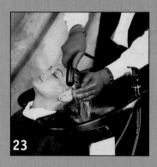

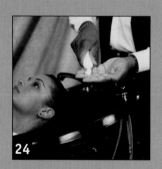

23. Sostenga la boquilla rociadora lejos del rostro y apuntando hacia el lavabo.

24. El proceso termina cuando haya retirado todo el producto del cabello. Los poros del cabello siguen abiertos en este momento. Es una excelente ocasión para aplicar un tratamiento de penetración profunda. Aplique una onza aproximadamente en las palmas de las manos.

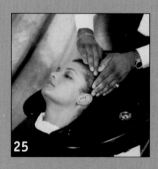

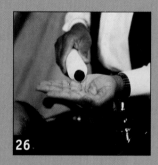

25. Masajee el tratamiento hasta hacerlo penetrar en el cabello.

26. Después de haber aplicado el tratamiento, póngale a la clienta una gorra durante unos 15 minutos y luego enjuague. Ya puede comenzar el lavado del cabello con champú.

27. Use un champú normalizador. Así bajará el pH y se asegurará de eliminar el alaciador. La primera aplicación de champú no es más que una limpieza profunda. Se recomienda una segunda y una tercera aplicación.

28. Estos champús pueden ser excelentes, además de que son humectantes, para ciertos tipos de cabello. Enjuague meticulosamente después del champú.

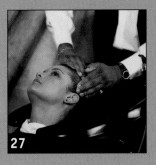
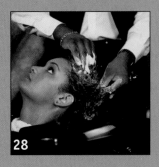

29. Después de tres aplicaciones de champú, aplique un acondicionador humectante o desenredante y enjuague con cuidado.

30. Con un tinte semipermanente de base vegetal y una brocha para aplicar este tipo de productos, haga las luces. Deje actuar y luego enjuague.

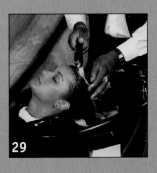
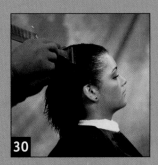

31. Comience a secar el cabello con la secadora. Controle la tensión sobre el cabello a través del ángulo con que sostiene y mueve el cepillo. Éste es el primer paso para preparar el cabello para el corte.

32. ¡La elegancia del peinado terminado! El retocado del alaciador y el refrescante o retexturizante aplicado en las puntas del cabello han armonizado la textura de este estilo. Los tratamientos de tinte y acondicionamiento dan color, brillo y belleza.

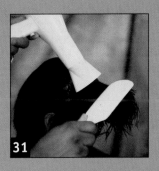
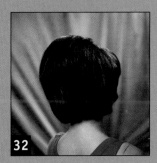

IMAGINACIÓN

La aplicación de esta técnica a diferentes largos, colores y cortes ofrece un sinfín de posibilidades. Deje volar su imaginación.

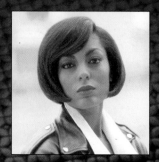 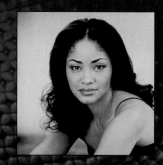